重症喘息
－定義、評価、治療に関する
ERS/ATSガイドライン 日本語版－

International ERS/ATS guidelines on definition,
evaluation and treatment of severe asthma

監 修

東北大学大学院医学系研究科
呼吸器内科学　教授

一ノ瀬　正和

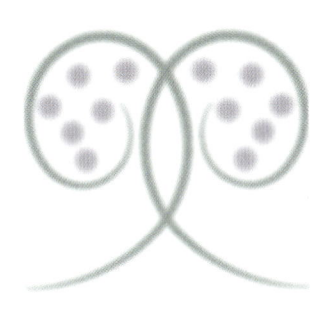

発 行
メディカルレビュー社

International ERS/ATS guidelines on definition, evaluation and treatment of severe asthma

ERS/ATS joint Task Force members

Kian Fan Chung[1,2,21], Sally E. Wenzel[3,21], Jan L. Brozek[4], Andrew Bush[1,2], Mario Castro[5], Peter J. Sterk[6], Ian M. Adcock[1], Eric D. Bateman[7], Elisabeth H. Bel[6], Eugene R. Bleecker[8], Louis-Philippe Boulet[9], Christopher Brightling[10], Pascal Chanez[11], Sven-Erik Dahlen[12], Ratko Djukanovic[13], Urs Frey[14], Mina Gaga[15], Peter Gibson[16], Qutayba Hamid[17], Nizar N. Jajour[18], Thais Mauad[19], Ronald L. Sorkness[18] and W. Gerald Teague[20]

Affiliations: [1]National Heart and Lung Institute, Imperial College, London, [2]Biomedical Research Unit, Royal Brompton Hospital, London, [10]Institute for Lung Health, Leicester University, Leicester, and [13]Southampton NIHR Respiratory Biomedical Research Unit, University of Southampton School of Medicine and Southampton General Hospital, Southampton UK. [3]Dept of Medicine, University of Pittsburgh, Pittsburgh, PA, [5]Dept of Medicine, Washington University, St Louis, MO, [8]Dept of Medicine, Wake Forest University, Winston Salem, NC, [18]Dept of Medicine, University of Wisconsin, Madison, WI, and [20]Division of Respiratory Medicine, Allergy, and Immunology, Dept of Paediatrics, University of Virginia School of Medicine, VA, USA. [4]Dept of Clinical Epidemiology and Biostatistics and Medicine, McMaster University, Hamilton, Ontario, [9]Centre de Recherche de l'Institut Universitaire de Cardiologie et de Pneumologie de Quebec, Quebec, Quebec, and [17]Meakins-Christie Laboratories, McGill University, Montreal, Quebec, Canada. [6]Dept of Respiratory Medicine, Academic Medical Centre, Amsterdam, The Netherlands. [7]Lung Institute, University of Cape Town, Cape Town, South Africa. [11]Departement des Maladies Respiratoires, Marseille Universite, Marseille, France. [12]Institute of Environmental Medicine, Karolinska Institutet, Stockholm, Sweden. [14]University Children's Hospital (UKBB), University of Basel, Basel, Switzerland. [15]7th Respiratory Dept and Asthma Centre, Athens Chest Hospital, Athens, Greece. [16]Hunter Medical Research Institute, John Hunter Hospital, Newcastle, Australia. [19]Dept of Pathology, University Medical School, Sao Paulo, Brazil. [21]Both authors contributed equally.

Correspondence: K.F. Chung, National Heart and Lung Institute, Imperial College, Dovehouse St, London, SW3 6LY, UK. E-mail: f.chung@imperial.ac.uk

日本語版の監修にあたって

　この 20 年で治療法が大きく進展した疾患として喘息があげられる。抗炎症薬の代表である吸入ステロイド薬のデバイスを含めた改良に加え、長時間作用性 β_2 刺激薬やロイコトリエン受容体拮抗薬といった併用薬も臨床応用された。さらには抗 IgE 抗体薬といった生物学的製剤も登場した。その結果、1990 年代初頭には 6,000 人前後であった本邦の喘息死も、2012 年には 2,000 人を下回るという大きな改善をみた。

　喘息死の減少だけでなく、患者の症状改善もめざましく、コントロール不良で救急外来を訪れたり、入院したりする患者も著減している。一方、通常の治療への反応性が乏しい重症の喘息患者への対応で難渋することも少なからず経験する。

　今回お届けする『重症喘息 －定義、評価、治療に関する ERS/ATS ガイドライン 日本語版－』は、欧州呼吸器学会（European Respiratory Society；ERS）と米国胸部疾患学会（American Thoracic Society；ATS）の重症喘息の専門知識を有する臨床医及び研究者からなる作成委員会にエビデンスの要約作成に携わる方法論の専門家が加わり GRADE（Grading of Recommendations, Assessment, Development and Evaluation）アプローチに従って系統的に作成されたもので、オリジナルは 2014 年に欧州呼吸器学会誌に発表されている（Eur Respir J 2014; 43: 343-373）。ERS/ATS 作成合同委員会は 2009 年に立ち上げられており、成人及び小児の重症喘息に関し ①これまでの定義の更新 ②重症喘息の潜在的な機序／表現型の同定 ③重症喘息の評価の概要 ④治療における推奨事項の提示 を取りまとめたものが本ガイドラインである。

　詳しくは本書を参照していただきたいが、まず重症喘息を「高用量吸入ステロイド薬に加えて、その他の長期管理薬（および／または全身性ステロイド薬）による治療を要する喘息、あるいはこうした治療にもかかわらず"コントロール不良"である喘息」と定義づけ、併存症の管理を含めた治療の強化で症状が改善しうる喘息（治療困難な喘息）と区別している点が重要と考えられる。喘息の正しい診断（的確な除外診断）や喘息症状に影響する併存症（鼻炎、逆流性食道炎）への適正診断及び対処がなされることが喘息管理上の前提条件であることは当然であり、常に意識しておくべきであろう。

　重症喘息の診断、評価の方法として高分解 CT、喀痰好酸球数や呼気一酸化窒素濃度測定が取り上げられているが、それらの有用性と限界に関し網羅的に記載されている。さらに、治療手段としても、抗 IgE 抗体薬、メトトレキサート、マクロライド系抗菌薬、抗真菌薬、さらには気管支温熱療法まで、現在までのエビデンスとそれに基づいた推奨レベルが示され

ている。エビデンスの質に関して、高、中、低、非常に低、に分類し、推奨の強さに関しても強い（〜を推奨する）あるいは条件付き（〜を提案する）に分けて表記するなど、作成委員会の緻密な作業努力が偲ばれる。文章の表現がこなれていない箇所が随所にあるが、より正確に表記しようとした結果と思われる。

　重症喘息の表現型に関しても、米国重症喘息研究プログラム（Severe Asthma Research Program；SARP）でのクラスター解析や他のコホート研究での結果を示すとともに、遺伝子やエピジェネティクス、炎症及び適応免疫、感染、自然免疫、気道の構造変化といった多岐にわたるエビデンスも提示してある。重症喘息治療は、近い将来には個別化治療に進むであろうと期待される内容である。

　勿論、本書に記載されているように、本ガイドラインは推奨事項を機械的または一律的に強要する、つまり標準治療を課す意図で作成されたものではなく、重症喘息の管理について合理的な判断を下す基準を提示するものであることは言うまでもない。

　尚、本ガイドラインは 2015 年まで定期的に更新される予定であり、今回の日本語版は 2014 年 3 月時点でのバージョンを基にしていることにご留意いただきたい。

　今日、喘息患者の管理には呼吸器、アレルギーの専門医のみならず多くの一般内科医、小児科医が携わっている。本ガイドラインがそれらの先生方に少しでも役立てば、日本語訳監修者として大きな喜びである。

2014 年 4 月　　一ノ瀬　正和

Contents

目 次

要　約	7
全体の概要	7
推奨事項	9
範囲および目的	9
序　論	9
方　法	14
利益相反の可能性の開示	15
本ガイドラインの使用法	17
1. ガイドライン作成合同委員会による重症喘息の定義	18
ステージ1：喘息の確定診断および治療困難な喘息の同定	19
ステージ2：重症喘息と軽症喘息の鑑別	19
ステージ3：重症喘息のコントロール良好／コントロール不良の判断	21
2. 表現型分類：疫学、病因、病理生物学、構造、生理学	22
重症喘息の表現型およびクラスター	22
自然歴および危険因子	24
遺伝学およびエピジェネティクス	25
炎症および獲得免疫	26
呼吸器感染	29
自然免疫経路の活性化	29
構造的異常	30
生理学	31
結　論	33

3. 評　価	34
ステップ1. 患者が喘息であるという判断	34
ステップ2. 併存症および寄与因子の評価	37
ステップ3. 喘息の表現型分類に対するアプローチ	40
4. 治　療	42
確立された喘息治療薬の使用	42
ステロイド薬に対する非感受性	42
吸入ステロイド薬および経口ステロイド薬による治療	46
短時間および長時間作用性β_2刺激薬	48
徐放性テオフィリン薬	49
ロイコトリエン受容体拮抗薬	50
長時間作用性抗コリン薬	50
重症喘息に向けた具体的アプローチ	51
治療の指針となる現在利用可能なバイオマーカー	51
治療アプローチ	53
重症喘息に対する分子レベルに基づく新たな実験段階の治療	57
結　論	58
引用文献リスト	60
補足資料1	74
補足資料2	78
補足資料3	82

要　約

　重症喘息あるいは治療抵抗性喘息は、重大なアンメットニーズ（満たされていない需要）の1つとして認識されつつある。ガイドライン作成合同委員会は欧州呼吸器学会（ERS）および米国胸部疾患学会（ATS）の支援を受け、小児および成人における重症喘息の定義を再検討し、その評価および治療に関する推奨事項および指針を提示した。

　具体的な臨床的推奨事項の作成のため、GRADE（Grading of Recommendations, Assessment, Development and Evaluation）アプローチに従って文献レビューを実施後、専門委員会による検討を加えた。

　重症喘息は、喘息の確定診断と併存症に対する介入後において、「『コントロール不良』を予防するため、高用量吸入ステロイド薬に加えて、その他の長期管理薬（および／または全身性ステロイド薬）による治療を要する喘息、あるいはこうした治療にもかかわらず『コントロール不良』である喘息」と定義される。重症喘息は、好酸球性喘息など複数の表現型からなる不均一な疾患である。喀痰中好酸球数および呼気中一酸化窒素を用いた診断の指針に加え、抗IgE抗体薬、メトトレキサート、マクロライド系抗菌薬、抗真菌薬、気管支温熱療法による治療について、具体的な推奨事項を提示する。

　表現型分類の改善に向けた共同研究の取り組みにより、重症喘息治療に対し、安全かつ有効なバイオマーカー主導型アプローチがもたらされるであろう。

全 体 の 概 要

　重症喘息に関するERS/ATSガイドライン作成合同委員会は、重症喘息の定義の更新、遺伝学、自然歴、病理生物学、生理学との関連からみた重症喘息の表現型の検討、ならびに治療に関する具体的な推奨事項が作成された重症喘息の評価および治療に関する区分を行う。重症喘息の定義、表現型、治療に関する推奨事項を詳細に検討した文書については、

巻末の補足資料を参照されたい。

重症喘息は、喘息の確定診断と併存症に対する介入後において、「『コントロール不良』を予防するため、高用量吸入ステロイド薬（成人および小児の用量については表4, p.20参照）に加えて、その他の長期管理薬（および／または全身性ステロイド薬）による治療を要する喘息、あるいはこうした治療にもかかわらず『コントロール不良』である喘息」と定義される。

本書における臨床的推奨事項の作成に用いた手法は、ATS および ERS の指針の方法論に従っている。当専門委員会は、重症喘息の専門知識を有する臨床医および研究者、および GRADE アプローチに従って、系統的なエビデンスの要約作成に携わる方法論の専門家1名によって構成される。利益相反については、ATS および ERS の規則に従って対処した。

本ガイドラインの推奨事項を支持するエビデンスについて、無作為化対照試験（RCTs）を系統的に調査したところ、バイアスのリスクが低く、直接性、一貫性、正確性を備えたエビデンスとなる試験は、ほとんど認められなかった。したがって、推奨事項の多くが、軽症〜中等症の喘息患者を対象として実施された試験によって得られた間接的なエビデンスに基づいており、健康上の望ましい効果および望ましくない効果に関する推定値が不正確である頻度が高い。さらに、当専門委員会が今回の推奨事項作成において重要であると認めたアウトカムのすべてについて、評価が行われていた試験はほとんどなかった。

当専門委員会は、GRADE アプローチに従って推奨事項の作成およびグレード付けを行い、推奨事項を支持するエビデンスの質を評価した。エビデンスの質（治療効果に関して使用可能な推定値に対する確信性）は、推定についてのバイアスのリスク、直接性、一貫性、正確性を考慮した結果に基づき、高、中、低、非常に低に分類される。エビデンスの質が低および非常に低の場合、推定される介入の効果がきわめて不確かなものであり、追加研究の結果によって推奨事項に及ぶ影響が大きくなる可能性がある。

推奨の強さは、「強い」（〜を推奨する）と「条件付き」（〜を提案する）のいずれかで明確に示されている（表2, p.16）。賢明な臨床判断を下すには、この2つのグレードの説明を理解することが不可欠である。

推 奨 事 項

推奨事項の詳細を表1, p.10 に示す。

範 囲 お よ び 目 的

　本書は、重症喘息の定義の改訂、可能性がある表現型の検討、重症喘息患者の管理に関する指針の提示を目的とする。本ガイドラインは、重症喘息を呈する成人および小児を管理する呼吸器専門医およびアレルギー専門医を対象とする。一般内科医、小児科医、プライマリケア医、それ以外の医療従事者、指針立案者にも、本ガイドラインは有益であると考えられる。本書は、地域に適合したガイドラインの作成および実施の基礎にもなると考えられる。

序　論

　喘息患者の大半は現在入手可能な薬剤で効果的に治療可能である一方、未だに治療困難な患者が相当数存在する。こうした患者が、医療支出の比較的高い割合を占めている。また、このような患者の管理に対する最も優れたアプローチ、または治療困難に至る根底にある機序に関しては、未だに多くが未解決のままである。重症／難治性喘息の定義は1999年に『European Respiratory Journal』で、2000年に『American Journal of Respiratory and Critical Care Medicine』で初めて発表され、その定義は変更を加えられ

表1．推奨事項

項目		推奨事項	推奨の強さ	エビデンスの質	評価と選択	備考
胸部コンピュータ断層撮影	1	重症喘息を呈する小児および成人において、病歴、症状および/または以前の検査結果に基づいて胸部高分解能コンピュータ断層撮影（HRCT）が適応対象でない場合、非定型的な症状が認められた場合にのみ胸部HRCTを行うことを提案する。	条件付き	非常に低	本推奨事項では、別の診断および併存症の同定を比較的高く評価する一方、起こり得る合併症および胸部HRCTのコストの回避を比較的低く評価している。	重症喘息の非定型的な症状の例として、過剰な粘液産生、急激な呼吸機能低下、一酸化炭素の肺拡散能力（トランスファー因子）係数の低下、治療困難な喘息を呈する小児においてアトピーがないなどの因子が挙げられる。
喀痰中好酸球数	2A	成人重症喘息患者においては、喀痰検査の経験を有する医療機関では、臨床基準のみではなく、臨床基準と喀痰中好酸球数を指針とする治療を行うことを提案する。	条件付き	非常に低	成人において喀痰中好酸球数を治療の方針とすることは、特定の患者の治療を選択することによって得られる可能性のある臨床的有益性と不適切な治療の追加の回避をより高く評価する一方、医療資源の使用増大をより低く評価している。	喀痰中好酸球数の測定は、現時点では十分に標準化されておらず、一般に広く利用されていないため、本手段については、喀痰検査の経験を有する専門医療機関のみで用いることを提案する。本手段から有益性を得る可能性が高い患者は、痰を出せる患者、持続性または少なくとも間欠性の好酸球増多症を示す患者、および増悪頻度が高い重症喘息患者である。臨床医は、患者毎に適切な選択肢が異なる点を認識する必要がある。
	2B	重症喘息を呈する小児の場合、臨床基準と喀痰中好酸球数ではなく、臨床基準のみを指針とする治療を提案する。	条件付き	非常に低	小児において喀痰中好酸球数を治療の指針としない推奨事項では、標準化されておらず一般に広く利用されていない介入の回避をより高く評価する一方、不確実かつ限定的である可能性がある臨床的有益性をより低く評価している。	
呼気中一酸化窒素	3	成人および小児の重症喘息患者においては、治療方針決定に呼気中一酸化窒素（FeNO）を用いないことを提案する。	条件付き	非常に低	本推奨事項では、医療資源の付加的支出の回避をより高く評価する一方、FeNOのモニタリングによって得られるが不確実な有益性をより低く評価している。	

項 目		推奨事項	推奨の強さ	エビデンスの質	評価と選択	備 考
抗-IgE抗体薬（オマリズマブ）	4	成人および小児のアレルギー性重症喘息患者においては、オマリズマブによる治療を試すことを提案する。	条件付き	低（成人）／非常に低（小児）	本推奨事項では、一部のアレルギー性重症喘息患者がオマリズマブから得られる臨床的有益性をより高く評価する一方、医療資源の使用増大をより低く評価している。	オマリズマブによる治療を試すことを検討する、重症喘息を呈する成人および6歳以上の小児は、血清中総IgE値が30〜700 IU/mL（3件の研究では範囲が広く、30〜1300 IU/mL）で、最適な薬物による管理、薬物以外による管理、適切なアレルゲン回避にもかかわらず、コントロール不良のIgE依存性のアレルギー性喘息として確定診断されている必要がある。 治療の反応は、喘息コントロールの改善、増悪および予定外の医療機関受診の減少、QOLの改善を考慮して、治療担当医が包括的に評価する必要がある。 治療開始から4ヵ月以内に反応が認められない場合、オマリズマブを継続投与しても、有益性が得られる可能性は低い。
メトトレキサート	5	成人および小児の重症喘息患者に対し、メトトレキサートを使用しないことを提案する。	条件付き	低	本推奨事項では、メトトレキサートの有害作用の回避を比較的高く評価する一方、全身性ステロイド薬の減量から得られる可能性のある有益性を比較的低く評価している。	成人についてのみ、無作為化試験に基づくエビデンスが存在する。 メトトレキサートによる有害作用の可能性があり、治療をモニタリングする必要があるため、どのような場合であっても、メトトレキサートは専門医療機関において、経口ステロイド薬の連日投与を要する患者のみに限定的に使用することを提案する。 メトトレキサートを用いる場合は、治療開始前および治療開始後に、胸部X線検査、全血球計算（白血球分画、血小板数を含む）、肝機能検査、血清クレアチニン値検査、DL_{co}検査が推奨される。

11

項目		推奨事項	推奨の強さ	エビデンスの質	評価と選択	備考
マクロライド系抗菌薬	6	成人および小児の重症喘息患者に、喘息治療を目的としてマクロライド系抗菌薬を使用しないことを提案する。	条件付き	非常に低	本推奨事項では、マクロライド系抗菌薬に対する耐性発現の予防を比較的高く評価する一方、不確実な臨床的有益性を比較的低く評価している。	本推奨事項は喘息の治療にのみ適用され、マクロライド系抗菌薬の適応となる気管支炎、副鼻腔炎、それ以外の細菌感染症の治療など、喘息以外の治療に用いる場合は適用されない。
抗真菌薬	7A	重症喘息を呈し、アレルギー性気管支肺アスペルギルス症（ABPA）の増悪を繰り返す成人において、抗真菌薬を使用することを提案する。	条件付き	非常に低	重症喘息とABPAを呈する患者に抗真菌薬を使用する本推奨事項では、増悪リスクの低下および症状改善の可能性をより高く評価する一方、有害作用、薬物相互作用、医療資源の使用増大の可能性の回避をより低く評価している。	小児については、個別の症例報告のみがエビデンスとして存在する。小児は、重症喘息専門医が所属する紹介先の医療機関において、きわめて詳細な評価を受けてから、抗真菌薬による治療を受ける必要がある。抗真菌薬による治療は、肝毒性など、重大で、場合によっては重度になる副作用を伴うため、臨床医は抗真菌薬に精通し、抗真菌薬を取り扱う際には副作用に関連する使用上の注意に従い、各抗真菌薬の推奨治療期間の制限を遵守する必要がある。
	7B	重症喘息であるがABPAを伴わない成人および小児において、真菌に対する感作（すなわち、プリック皮膚テスト陽性または血清中真菌特異的IgEの存在）に関係なく、喘息の治療を目的として抗真菌薬を使用しないことを提案する。	条件付き	非常に低	重症喘息であるが（感作に関係なく）ABPAと確定診断されていない患者に抗真菌薬を使用しない本推奨事項では、有害作用の可能性、抗真菌薬と他の薬剤との相互作用、医療資源の使用増大の回避を高く評価する一方、見込まれるが不確実な有益性を低く評価している。	重症喘息であるがABPAと確定診断されていない患者に抗真菌薬を使用しない本推奨事項は、喘息の治療にのみ適用され、侵襲性真菌感染症の治療など、喘息以外の治療に抗真菌薬を使用する場合には適用されない。

項目		推奨事項	推奨の強さ	エビデンスの質	評価と選択	備考
気管支温熱療法	8	成人重症喘息患者において、施設内審査委員会が承認した独立した登録または臨床試験に関してのみ、気管支温熱療法を実施することを推奨する（推奨の強さ、エビデンスの質 参照）。	強い	非常に低	本推奨事項では、有害作用の回避、医療資源の使用増大、本治療でどのような患者が有益性を得るかが不確かであることに、より高く評価する一方、症状およびQOLの改善が不確実である点を、より低く評価している。	重症喘息患者に対する気管支温熱療法の効果について、効果の程度の推定が現時点では非常に困難であるため、本項目は強い推奨とする。有益性と有害性の両方を有する可能性が高く、喘息治療として、このように侵襲的な身体的介入を行う新たなアプローチの長期的結果については、明らかにされていない。気管支温熱療法が、増悪率や長期的な呼吸機能にどういった効果を及ぼすかを主要評価項目とした、特別にデザインされた研究が必要である。反応する患者の表現型、閉塞性の重症喘息患者（%FEV_1が60%未満）または全身性ステロイド薬使用患者における効果、長期的な有益性および安全性に関しても検討が必要とされる。さらなる研究により、本推奨事項に重要な影響が及ぶ可能性が高い。

HRCT：高分解能コンピュータ断層撮影；FeNO：呼気中一酸化窒素濃度；D_{Lco}：一酸化炭素肺拡散能力；ABPA：アレルギー性気管支肺アスペルギルス症；FEV_1：1秒間の努力呼気量

ながら、以降のコホート分析に採用されている [1, 2]。欧州呼吸器学会（ERS）および米国胸部疾患学会（ATS）は、2009 年に 23 名のメンバーからなるガイドライン作成合同委員会を組織した。このメンバーは、喘息のうち特に重症喘息患者の管理および調査に広範な経験を有し、成人および小児の治療に関する専門医と研究者であった。この合同委員会において、成人および小児の両者について、1）これまでの定義の更新　2）重症喘息の潜在的な機序／表現型の同定　3）重症喘息の評価の概要の提示　4）治療における推奨事項の提示　を行った。作成合同委員会では、前回の報告書 [1, 2] 発表以降の過去 12 年間の知見を取りまとめ、重症喘息に対する我々の理解を段階的に改善する方向性を提唱することも目的とした。重症喘息は、現在では複数の表現型からなる不均一な疾患であることが広く認められており、表現型に関するバイオマーカーの定義に関する研究も始められている。また、表現型を標的とした生物学的療法の有効性も示されつつある。

方　　法

　本ガイドラインの委員会の構成および開示過程、ならびに利益相反の可能性、エビデンスの統合、推奨事項の作成、ガイドラインの査読対応については、次頁に詳細を記述する。

　本ガイドラインは、ATS および ERS が合同で取り組んで示したものである。

　専門委員会は、重症喘息および GRADE アプローチ [3] に従ったガイドライン作成について、専門知識の評価が高い臨床医および研究者で構成した。委員会のメンバーは全員、ATS および ERS の指針に従って、利益相反の可能性について開示した。すべての審議中、利益相反が認められたメンバーは、利益相反の可能性に関連する特定の推奨事項について判断を控えた。ATS および ERS、ならびに両学会に外部から資金提供を行った営利事業体の見解および利害は、最終的な推奨事項に影響を及ぼさなかった。

利益相反の可能性の開示

　委員会のメンバーは、ATS および ERS の指針に従って、利益相反の可能性についてすべて開示した。議長（K.F.C. および S.E.W.）は、委員会メンバーの利益相反の可能性すべてを検討のうえ、解決した。利益相反の可能性はすべて（議長の分を含め）、ATS の倫理・利益相反委員会議長と協議された。すべての審議中、利益相反が認められた委員は、利益相反の可能性に関連する特定の推奨事項について判断を控えた。ATS の方法論専門家（J.L.B.）は、いずれの推奨事項の投票にも参加しなかった。

　ATS および ERS は、年次会議中に会議施設を提供し、電話会議の資金援助を行った。ATS および ERS、ならびに両学会に資金提供を行った営利事業体の見解および利害は、最終的な推奨事項に影響を及ぼさなかった。

　各質問に対するエビデンスの要約（補足資料 3, p.82）は、GRADE アプローチ [3] に従って作成され、委員会メンバー全員によって精査された。エビデンスの要約は、既存の優れた最新のシステマティックレビューに基づき、必要な場合、付加的に最近の RCTs により補完した。

　妥当性の高い最近のシステマティックレビューが存在しない場合、厳密なシステマティックレビューを実施しなかったが、関連する試験について系統的に検索した（補足資料 2-2, p.79）。

　推奨事項については、GRADE アプローチに従って、「強い」と「条件付き」のいずれかに分類した。強い推奨事項は「〜を推奨する」、条件付きの推奨事項は「〜を提案する」という表現とした。表 2, p.16 に、患者、臨床医、医療指針立案者別に、強い推奨事項と条件付きの推奨事項について示唆される説明を示す。

　重症喘息患者の管理に関連する多くの質問が、専門委員会により重要である可能性があるとされたが、検討されていないものもある（補足資料 2-1, p.78）。専門医委員会では、2015 年まで本文書を定期的に更新する予定である。

表2．強い推奨および条件付き推奨の説明

対象者	強い推奨	条件付き推奨
患者	この状況下にあるほぼ全患者が推奨されている対処を必要とし、対処を必要としない患者の割合はごくわずかと考えられる。	この状況下にある多くの患者が提案されている対処を必要とするが、必要としない患者も多いと考えられる。
臨床医	ほぼ全患者が推奨されている介入を受ける必要がある。 ガイドラインに従った本推奨事項の遵守は、医療の質の基準やパフォーマンス指標として使用できると考えられる。 評価と選択に基づいた各患者の判断に関して、公的な判断について支援を行う必要はないと考えられる。	患者毎に、適切な選択肢が異なる点を認識する必要がある。また、臨床医は、評価と選択に基づいた各患者の管理に関する判断に関して、支援を行う必要がある。 各患者が評価と選択に基づいて判断を下す際に、判断について支援を行うことは有用であると考えられる。
指針立案者	ほとんどの状況下で、推奨事項を指針として採用可能である。	指針立案には、十分な議論を重ね、様々な関係者が関与する必要がある。

本ガイドラインの使用法

　ERS/ATS ガイドラインは、重症喘息の管理について、標準治療を強制的なものとして示すものではない。本ガイドラインでは、重症喘息の管理について、合理的な判断を下す基準を提示する。臨床医、患者、第三者支払機関、施設内審査委員会、それ以外の利害関係者、裁判所は、記載されている推奨事項を命令とみなさないものとする。各ガイドラインおよび各推奨事項では、多くの場合に抗しがたい、個々の固有の臨床状況をすべて考慮できるものではない。したがって、臨床医の対応を評価する際に、本ガイドラインの推奨事項を機械的または一律的に適用するべきではない。

　各推奨事項の基礎となる「評価と選択」、制限が示されている「備考」が各推奨事項とともに記載されている。これらは推奨事項に不可欠な部分であり、推奨事項をより正確に理解する際に役に立つ。本ガイドラインの推奨事項を引用または翻訳する場合、これらの記載を省略してはならない。

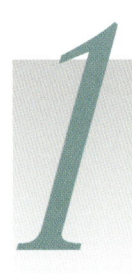

1 ガイドライン作成合同委員会による重症喘息の定義
Task Force definition of severe asthma

6歳以上の患者における重症喘息の定義を表3に示す。

表3．6歳以上の患者の重症喘息の定義

> 「コントロール不良」となるのを予防するため、GINAにおいてステップ4～5の喘息に対して提案されている治療（高用量ICS#、およびLABAまたはロイコトリエン受容体拮抗薬／テオフィリン薬）を前年に要した喘息、または全身性ステロイド薬を要した日数が前年の50％以上に達した喘息、あるいはこうした治療にもかかわらず「コントロール不良」である喘息。

なお、下記のうち少なくとも1つ当てはまれば、コントロール不良喘息と定義される。
1. **症状コントロールが不良**：ACQスコアが一貫して1.5以上[注1]、ACTスコアが20未満[注2]（または、NAEPP/GINAガイドラインによる「コントロール不良」）。
2. **重度の増悪頻度が高い**：前年における全身性ステロイド薬の短期間使用が2回以上（それぞれ3日超）。
3. **重篤な増悪**：前年における入院、ICUへの入院、または人工呼吸実施が1回以上。
4. **気流制限**：気管支拡張薬の中止後の予測FEV_1が80％未満（FEV_1/FVC正常下限未満）。

また、高用量のICSまたは全身性ステロイド薬（または生物学的製剤の追加）でコントロールされているが、漸減に伴い悪化する喘息（も重症喘息として定義する[注3]）。

#高用量吸入ステロイド薬（ICS）の定義は、年齢に固有である（表4, p.20参照）。
GINA：国際喘息指針；　LABA：長時間作用性β_2刺激薬；　ACQ：喘息コントロール質問票；　ACT：喘息コントロールテスト；　NAEPP：米国喘息教育予防プログラム

[注1, 注2, 注3]：日本語版監修者が英語原文を吟味し、適宜改変した。

ステージ1：
喘息の確定診断および治療困難な喘息の同定
Stage 1:
Confirm an asthma diagnosis and identify difficult-to-treat asthma

重症喘息の定義に特有な要件として、「治療困難な」喘息患者の除外が挙げられる。「治療困難な」喘息患者とは、適切な診断および／または交絡因子への対処により、病態が顕著に改善する（3.評価の項, p.34 参照）。したがって、「治療困難な喘息」患者に対しては、喘息の確定診断後、喘息専門医による3ヵ月間にわたる評価および管理が推奨される。このように、ERS/ATSによる重症喘息の定義には、難治性喘息患者、および重症の副鼻腔疾患・肥満などの併存症の治療が不完全な患者のみが含まれる。

ステージ2：
重症喘息と軽症喘息の鑑別
Stage 2:
Differentiate severe asthma from milder asthma

重症喘息は、喘息の確定診断と併存症に対する介入後において、「『コントロール不良』となるのを予防するため、高用量吸入ステロイド薬（成人および小児の用量については表4, p.20 参照）に加えて、その他の長期管理薬（および／または全身性ステロイド薬）による治療を要する喘息、あるいはこうした治療にもかかわらず『コントロール不良』である喘息」と定義される。本定義には、こうした適切な治療を試したにもかかわらず、反応が認められないために治療を中止した患者も含む。患者が6歳以上 の場合の「ゴールドスタンダード／国際的ガイドラインの治療」における基礎療法は、高用量吸入ステロイド薬に加えて、長時間作用性β_2刺激薬（LABA）、ロイコトリエン受容体拮抗薬またはテオフィリン薬の投与、および／または継続的あるいはほぼ継続的な全身性ステロイド薬の投与である[4-7]。本定義は、最新の欧州官民連携プログラム Innovative Medicines Initiative における定義と類似しているが[8]、世界保健機関における未治療の重症喘息患者集団については対応していない[9]。未治療の重症喘息は、最新の治療

が広く普及していない多くの地域ではきわめて大きな問題である。しかし、2013年ERS/ATSガイドライン作成合同委員会において合意した重症喘息の定義では、現在入手可能なステロイド薬などの薬剤に対して不応性または非感受性の重症喘息、および両学会が主に関わっている国々において最も大きな懸念となっているタイプの併存症を伴う喘息に、重点を置いている [9]。

表4. 吸入ステロイド薬の高用量の定義：年齢別1日あたり用量

吸入ステロイド薬	高用量とみなされる1日の用量（単位：μg）	
	6〜12歳	＞12歳
ジプロピオン酸ベクロメタゾン	≥800（DPIまたはCFC MDI） ≥320（HFA MDI）	≥2000（DPIまたはCFC MDI） ≥1000（HFA MDI）
ブデソニド	≥800（MDIまたはDPI）	≥1600（MDIまたはDPI）
シクレソニド	≥160（HFA MDI）	≥320（HFA MDI）
プロピオン酸フルチカゾン	≥500（HFA MDIまたはDPI）	≥1000（HFA MDIまたはDPI）
フランカルボン酸モメタゾン	≥500（DPI）	≥800（DPI）
トリアムシノロンアセトニド	≥1200	≥2000

注：1) 低用量、中用量、高用量の定義は、各製薬会社の推奨用量がある場合には、それに基づくものとする。
2) CFC製品は市場から排除されていることから、HFA製品の添付文書については、同等の正確な用量になるよう、臨床医が精査する必要がある。
DPI：ドライパウダー吸入器；MDI：定量噴霧式吸入器

ステージ3：
重症喘息のコントロール良好／
コントロール不良の判断

Stage 3:
Determine whether the severe asthma is controlled or uncontrolled

　コントロール不良喘息の基準に関する背景を、補足資料 1, p.74 に示す。

　次の 4 つの基準のうち 1 つでも該当する場合、患者をコントロール不良な喘息と判断する。1）症状のコントロールが不良：喘息コントロール質問票（ACQ）スコアが一貫して 1.5 以上、または喘息コントロールテスト（ACT）スコアが 20 未満（または、3 ヵ月以上にわたって 米国喘息教育予防プログラムもしくは国際喘息指針ガイドラインにおける評価が「コントロール不良」[6, 10]）2）重度増悪の頻度が高い：前年における全身性ステロイド薬の短期投与が 2 回以上（それぞれ 3 日超）3）重篤な増悪：前年における入院、集中治療室の利用、または人工呼吸の実施が 1 回以上　4）気流制限：短時間および長時間作用性気管支拡張薬の中止後の予測 FEV_1 が 80% 未満（FEV_1/FVC 正常下限未満を明確にする）。

　高用量治療中に、この 4 つの基準のうち 1 つでも該当する場合、患者は「重症喘息」と同定される（表 3, p.18）。コントロール不良喘息の基準に合致しなくても、ステロイド薬の減量によって喘息が悪化する患者は、重症喘息の定義を満たすものとする。本定義を満たす患者では、喘息そのもの（増悪および呼吸機能低下）に起因する予後リスクと喘息治療薬の副作用に起因する予後リスクが高い。

2 表現型分類：疫学、病因、病理生物学、構造、生理学

Phenotyping: epidemiology, pathogenesis, pathobiology, structure and physiology

重症喘息の表現型およびクラスター
Phenotypes and clusters of severe asthma

　重症喘息は、様々な臨床所見、生理学的特性、アウトカムによるエビデンスがあり、単一の疾患ではないことが次第に明らかになりつつある。この不均一性を十分に把握する手段として、喘息の表現型（フェノタイプ）分類という概念が生まれた。表現型は、生物の遺伝学的特性と環境的影響との相互作用の結果として生じる、複合的で観察可能な生物の特性と定義される。経時的には比較的安定しているが、不変ではない。表現型分類によって、分子特性、細胞特性、形態的特性、機能的特性から患者特性まで、様々な生物学的・臨床的特性を統合することにより、治療の改善を目指す（図1）。そのためには、各表現型を特徴付けるこれらの特性を、臨床的に識別可能な表現型にそれぞれ関連付け、統合するという詳細な作業が必要である。また、最終的には、表現型を発展させた「エンドタイプ」による分類を行う必要がある。これは、喘息の臨床的特性に、特定可能な機序に関連する伝達経路を組み合わせた概念である。現時点で同定されているエンドタイプは、推測の域を出ない [11]。一般に、時間的な安定性が表現型になければ、臨床的に有用なものとは言えない。重症喘息の表現型が臨床的に有用なものであるかどうかという最終的な判断は、治療結果によって下す（3. 評価の項, p.34 参照）。

　現在、表現型を説明する手法として、仮説に基づくアプローチと仮説に基づかないアプローチの2つが使用されている。仮説に基づかない分析では、教師なし階層的クラスタリングによる段階的な判別などのアプローチを用いて、広範な臨床的、生理学的、生物学特性が分析されている [12-15]。米国重症喘息研究プログラム（SARP）では、主

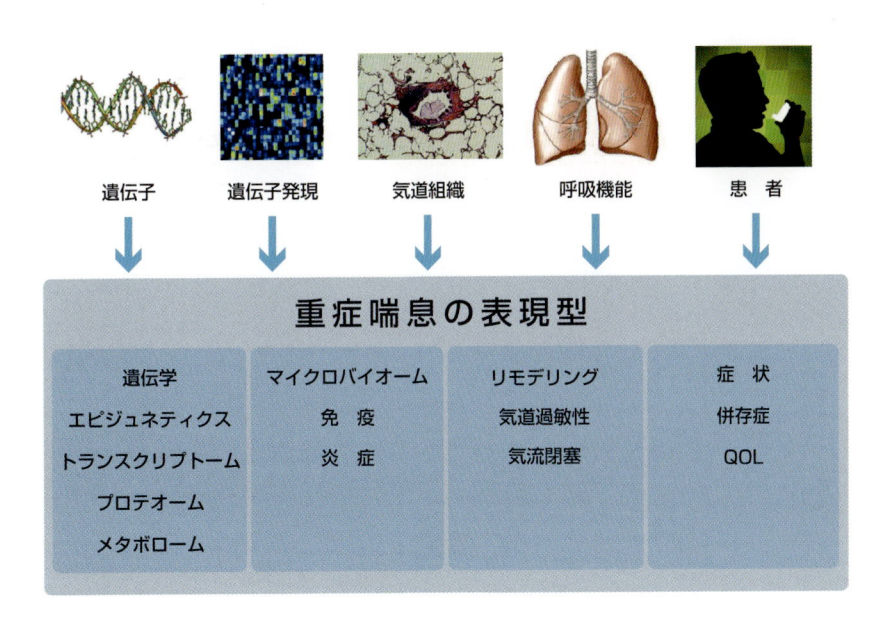

図1. 重症喘息患者の根本的な表現型に寄与すると考えられる、遺伝学的因子をはじめとする諸因子

に臨床的特性を用いて、軽症、中等症、重症の成人喘息患者を対象とし、5つのクラスターが同定された。これらは、軽症、中等症、重症の早期発症アトピー性喘息（呼吸機能、薬剤の使用、増悪の頻度の範囲に基づく）の3群で、主に高齢女性からなり、中等度の FEV₁ 低下と頻回な経口ステロイド薬使用を特徴とし、肥満を伴うより重症の晩期発症喘息の群、および長期間きわめて重症で、気流制限の可逆性が低く、アトピーの関与が少ない晩期発症喘息の群であった [15]。もう1つの成人喘息コホート分析として、Leicester らのグループから発表されたものがある。この分析では、喀痰中好酸球数も使用し、4つのクラスターが同定された。これらは、SARP と類似する早期発症アトピー性喘息の群、肥満を伴う非好酸球性喘息の群、症状が顕著な早期発症喘息の群、炎症が顕著な晩期発症喘息の群であった [14]。いずれのクラスター分析においても、重症喘息患者が複数のクラスターに分かれており、重症喘息の不均一性が支持されている。さらに、小児を対象とした SARP の研究では、1）晩期発症で呼吸機能は正常 2）早期発症のアトピー性で呼吸機能は正常 3）早期発症のアトピー性で軽度の気流制限あり 4）早期発症で重度の気流制限あり、の4つのクラスターが同定された [16]。

上記3件の研究は、分析対象としたデータは異なるが、仮説に基づかない分析により表現型を同定した点、およびアプローチは同じであった。成人を対象としたSARPのクラスター分類では、呼吸機能、発症時年齢、治療レベルが主に関与し、Leicesterらによるクラスターでは、好酸球が関与する表現型が晩期発症重症喘息により多くみられる可能性があることが示された。興味深いことに、こうした仮説に基づかない分析から得られた表現型は、それ以前に臨床的に認識されていた表現型（晩期発症の好酸球性、早期発症のアトピー性／アレルギー性）と実質的に重複しており、特に重複していた表現型の同定については支持される [17, 18]。

自然歴および危険因子
Natural history and risk factors

　成人または小児における重症喘息の有病率はほとんど明らかになっていない。特に、概要を示した厳密な定義を用いた場合の有病率は明らかではない。しかし、多くの場合、喘息患者全体の5〜10%に相当すると推定されている。

　このように有病率の推定が困難である理由の1つは、喘息の不均一性であるとも言える。また、重症喘息および表現型の不均一性と長期試験の欠如により、疾患の経過の早期に重症喘息が発症するのか、経時的に発症するのか、といった重症喘息の自然歴を理解するうえで限界がある。重症喘息の表現型は、遺伝的要因、喘息発症年齢、罹患期間、増悪、副鼻腔疾患、炎症の特性、と関連しているというエビデンスが蓄積されつつある [14, 16, 17, 19-21]。早期（小児期）発症の喘息（重症度は問わない）には、アレルギー感作、強い家族歴、またごく最近の研究によれば非アレルギー／非アトピー関連の遺伝的要因という特徴がある [14, 17, 22]。一方、晩期発症の重症喘息には、多くの場合、女性、罹患期間が短いにもかかわらず低下している呼吸機能との関連がある。また、サブグループのなかには、持続性の好酸球性炎症、鼻茸、副鼻腔炎との関連がある群もある。さらに、アスピリン過敏症（アスピリンにより呼吸器疾患が増悪する）および気道感染症との関連がある群がしばしば認められるが、特定の遺伝的要因との関連がある群はまれである [14, 15, 17, 23, 24]。ただし、こうした見かけ上の晩期発症例の一部には、少なくとも幼

少期に気道の生理機能の異常を伴う症状を認めた可能性が高いが、重症喘息発症との関連はそれほど明確にされていない [25]。

　職業性曝露も晩期発症と関連付けられており、重症喘息であることが多い [26]。肥満は、小児発症重症喘息と成人発症重症喘息の両方に関連があるが、発症時年齢、アレルギー性炎症の程度により、肥満による影響が異なる場合がある [27, 28]。タバコ煙および環境大気汚染は、より重症度の高い喘息の危険因子として常に関連付けられる [29, 30]。個人の喫煙と肥満の両者は、ステロイド薬に対する非感受性と関連があり、重症喘息との関連もある [31, 32]。重症の副鼻腔疾患、胃食道逆流、再発性呼吸器感染、閉塞性睡眠時無呼吸などの併存症を伴う成人重症喘息患者では、増悪の繰り返しが多く認められる [33]。アスペルギルス属などの真菌に対する感作も、成人における重症喘息発症と関連している [34, 35]。

遺伝学およびエピジェネティクス
Genetics and epigenetics

　喘息などの複合的疾患については、遺伝学的アプローチを用いて、発症（感受性）または進行（重症度）のリスクが予測可能である。ゲノムワイド関連解析を用いた遺伝子の包括的な関連を検討する研究により、喘息感受性の判断に重要な影響を及ぼす遺伝子変異が同定され、再現性も認められている [22, 36] が、この際の喘息の診断は、多くの場合、包括的な臨床的特性ではなく、医師による曖昧な基準に基づいている。他の複数の研究において、より重症度の高い喘息患者と喘息を呈さない対照集団との比較、または小数の軽症喘息患者との比較では、同様の遺伝子が同定された [20]。喘息感受性遺伝子の差異は、仮説に基づく表現型分類と仮説に基づかない表現型分類の両方において重要な意味をもつ特性であり、喘息発症時の年齢により異なると思われる [22, 37]。このような、遺伝子変異に関する機能生物学的な理解は、表現型および新たな薬物療法に関するバイオマーカーの同定に寄与する可能性がある。例えば、IL-4受容体αの一塩基多型は、持続性の気道炎症、重症喘息の増悪、粘膜下マスト細胞に特異的に関連しており、IL-4経路の機能的変化が一部の重症喘息患者のアレルギー性炎症に影響を及ぼすことを

裏付けている [19]。この他に、最近の論文において、IL-6 受容体の変異と呼吸機能低下との関連、および、より重症度の高い喘息の亜表現型との関連が示され、新たな治療標的となる可能性が示唆された [38]。さらに、多くの遺伝子変異間に相互作用が存在し、呼吸機能、喘息の発症および重症度に影響を及ぼす可能性があるというエビデンスが得られている [39]。より重症度の高い喘息または治療困難な喘息の素因になるその他の機序として、薬理遺伝学的特性との関連が考えられる。つまり、一部の患者では、喘息治療に対する反応性が他の患者と異なり、低下が認められる。吸入ステロイド薬、新規の特異的生物学的薬剤などの長期管理薬に対する反応性が低い喘息患者の場合、喘息コントロールがより困難で、高い重症度に分類されると考えられる [40, 41]。

エピジェネティックな変化は、DNA のメチル化、つまりヒストンに対するクロマチン構造の変化など、DNA に対する非コードの構造変化に起因する。あるいは、低分子の非コード RNA（マイクロ RNA：miRNA）の作用に起因する。ヘルパー T 細胞（Th）2 の機能、その後のアレルギー性気道疾患、T 細胞による IL-13 産生の調節において miRNA が果たす役割が、マウスを用いた研究によって提唱されている [42, 43]。この他、喘息患者の CD4 陽性 T 細胞および CD8 陽性 T 細胞に特異的な miRNA の変化を報告した研究もあるが [44]、重症喘息との関連性は確認されていない。

炎症および獲得免疫
Inflammation and adaptive immunity

重症喘息における炎症の程度は、高張食塩水の吸入により気道から誘発される喀痰中の炎症細胞の数、ならびに気管支内生検および気管支肺胞洗浄検査における炎症細胞の数により評価されてきた。この場合、好酸球性炎症、好中球性炎症および／または顆粒球増加を伴わない炎症に分類されている [14, 18, 45-47]。好酸球と好中球がともに認められる場合（混合細胞型）、最重症喘息との関連があることが報告されている [48]。しかし、重症喘息患者の喀痰中好酸球数および喀痰中好中球数は、高用量ステロイド薬を使用中であっても、いずれも認められない場合から、いずれも高レベルを示す場合まで、広範なばらつきを示す [48-50]。喀痰中好中球数および喀痰中好酸球数が、月単位で大幅に変

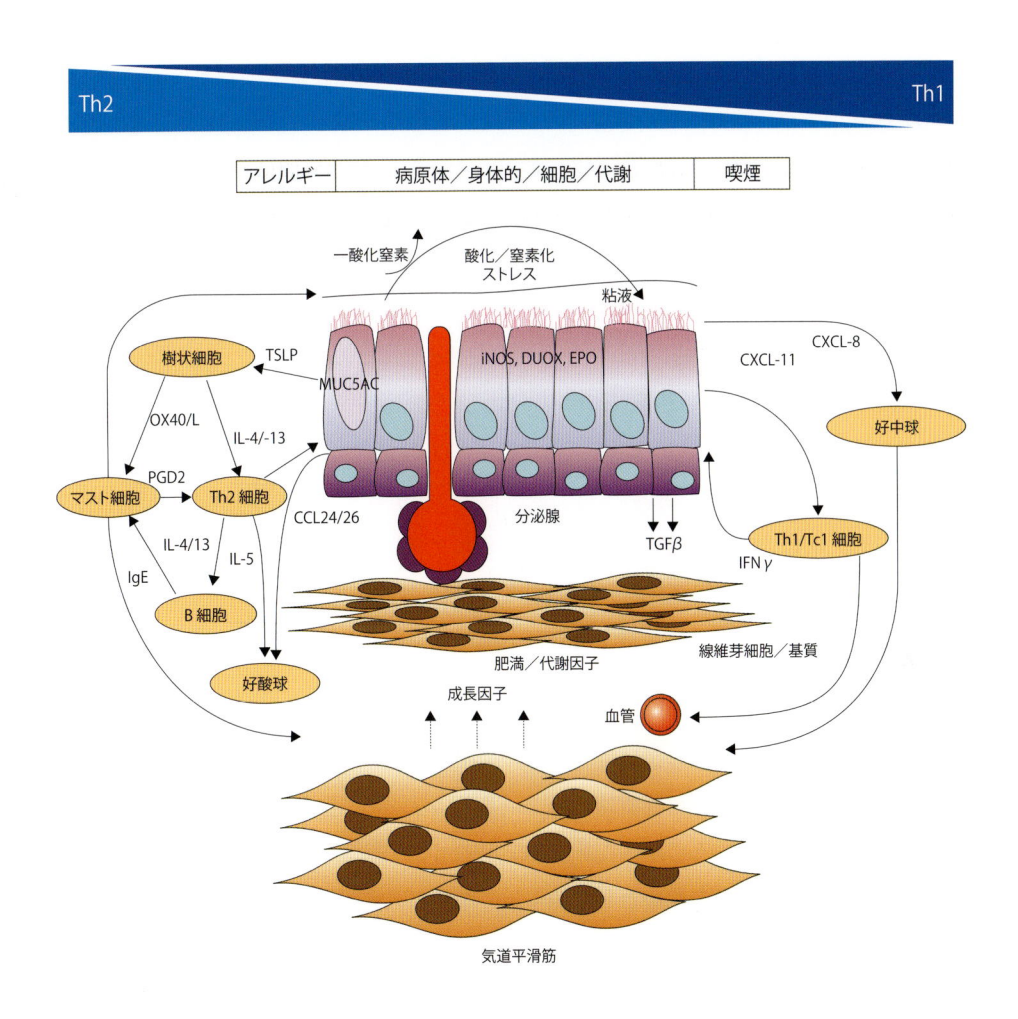

図2. 喘息の表現型の発現に寄与する可能性がある免疫炎症性および細胞性の相互作用

CXCL：CXC ケモカインリガンド； CCL24/26：CC ケモカインリガンド 24/26； DUOX：デュアルオキシダーゼ； EPO：好酸球ペルオキシダーゼ； IFNγ：インターフェロンγ； IgE：免疫グロブリン E； IL：インターロイキン； iNOS：誘導型一酸化窒素合成酵素； MUC5AC：ムチン 5AC； OX40/L：CD134 リガンド； PGD2：プロスタグランジン D2； $T_{c}1$：細胞傷害性 T 細胞 I 型； TGFβ：細胞分化成長因子β； Th1：ヘルパー T 細胞 I 型； Th2：ヘルパー T 細胞 II 型； TSLP：胸腺間質性リンパ球新生因子

動する場合もある [51]。ただし、成人を対象とした数年間の長期にわたる検討では、喀痰中好酸球増多が、特に重症喘息患者において、比較的一定して認められるようである [52]。一方、小児では、それほど一定して認められるとは思われない [53]。こうした多様な炎症特性の背後にある機序は、複合的で、多種多様であり、ステロイド薬に対する感受性に関連している可能性が高い（図2, p.27）[54, 55]。例えば、好酸球性炎症では、獲得免疫の結果としてTh2型の免疫成分が存在する傾向がみられ、4件の研究において、好酸球性の成人重症喘息患者に対する抗IL-5抗体の有効性が示されている [14, 56-58]。このTh2型特性とステロイド薬未使用患者に認められる特性との類似性については、さらなる研究が待たれる。一方、中等症〜重症の成人喘息患者におけるFEV$_1$の改善に対する抗IL-13抗体の有効性については、研究により裏付けられていると言える [59, 60]。重症喘息患児におけるTh2型パターンに関するエビデンスについては議論の余地がある [61, 62]。Th2サイトカインの高度発現を伴う炎症は、マスト細胞とも関連している [63]。喘息患者の気道平滑筋および上皮ではマスト細胞が増加しており、この増加と、喘息コントロール不良および気道過敏性との関連があることが示されている [64, 65]。

　気道における好中球増多の機序は、それほど明確にされていない。好中球増多に対して、ステロイド薬自体がある程度寄与している可能性があるとともに、Th1型因子が何らかの役割を果たしている可能性もある [66, 67]。Th17型免疫は、主にマウス喘息モデルにおいて、好中球増多の原因として関与しており、重症喘息に関するデータでこれを支持するものもある [66, 68-70]。

　炎症が認められない／ほとんど認められない重症喘息患者の根底に存在する機序は、未だ十分に解明されていないが、平滑筋細胞、線維芽細胞、神経細胞など構築細胞要素の活性化が関与している可能性がある。重要な点として、喀痰検体の分析による炎症の評価に重点が置かれてきた一方、気道／肺組織における細胞特性での炎症評価は、未だ十分に解明されていないことが挙げられる [55, 71]。

　分子レベルの表現型分類アプローチによるデータでは、重症喘息患児が中等症喘息患児に比べTh1型に偏移することが示唆され、最近の末梢血細胞のトランスクリプトーム解析では、重症喘息患者におけるCD8陽性T細胞とCD4陽性T細胞の活性化に差異があることが示唆された [44, 62]。呼気揮発性有機化合物のパターンも、一定の気流制限を有する喘息患者と慢性閉塞性肺疾患患者との間で異なることから、重症喘息の表現型分類における利用可能性が支持される [72, 73]。最後に、呼気中一酸化窒素（FeNO）については軽症〜中等症の喘息において広範に評価されており、ATSでは近年、これらの

患者を対象とした FeNO の利用に関するガイドラインを発表した [74]。重症喘息の横断的研究では、症状の発生頻度の尺度として [75]、さらに、気流閉塞が最も重度で救急治療の使用頻度が高い患者の指標として [76]、FeNO が有用である可能性が示されている。

呼吸器感染
Respiratory infections

喘息の増悪に対する感染（特にウイルス感染）の役割については十分に証明されており、喘息の発症および進行に対する寄与についても徐々に明らかになりつつある。ただし、喘息の重症度との関連については、これまでにほとんど検討されていない [77-79]。ブドウ球菌スーパー抗原特異的 IgE 抗体、喘息の重症度、副鼻腔炎との間の関連が認められており、一定の気流制限と肺炎クラミジアなどの細胞内病原体の血清学的検査陽性との関連も認められている [24, 80, 81]。最近の 16s rRNA の解析データでは喘息患者におけるマイクロバイオームの変化が示されているが、重症喘息における細菌の役割については、さらなる研究が必要である [82]。気管支拡張症が認められない、過去 1 年間に増悪が認められた罹患期間が長い重症喘息患者の喀痰検体において、インフルエンザ菌および緑膿菌の培養検査陽性が報告されている [83]。横断的研究において、こうした感染関連因子と喘息の特性または表現型との関連は中程度と評価されているに過ぎない。ただし、成人発症喘息におけるクラミジア感染と呼吸機能との関連は例外である [24]。

自然免疫経路の活性化
Activation of innate immune pathways

自然免疫経路の関与に関するエビデンスは蓄積されつつあり、特定の局面では異常に抑制され、他の局面では亢進される可能性がある。これに伴う、アポトーシスを起こした上皮細胞または細菌のマクロファージによる貪食作用の障害が報告されており、この障害によって炎症が亢進している可能性がある [84, 85]。Toll 様受容体のシグナル伝達が障害されていて、I 型および III 型インターフェロン（IFN）応答が不十分になり、ウイルス排除能が低下している可能性もある [86]。さらに、気道上皮細胞が Th2 サイトカインに曝露されると気道上皮細胞およびその β-デフェンシン産生による抗菌活性が低下する一方、アレルギー性炎症によりカテリシジン抗菌ペプチドが減少する [87, 88]。重症喘息患者の気道細胞における胸腺間質性リンパ球新生因子、IL-25、IL-33 の発現増

加など、上記以外の自然免疫因子は対照的に亢進している可能性がある [70, 89, 90]。こうした異常が特定の表現型に特異的であるか否かについて、さらなる研究が待たれる。

複数の研究において、重症喘息における酸化ストレスおよび窒素化ストレスの増大も示唆されている。重症喘息患者の上皮細胞では誘導型一酸化窒素合成酵素の発現が高まることが報告されており、これに起因すると考えられる FeNO 高値と、重症喘息において増悪を起こしやすい表現型との関連、および FEV_1 のより急速な低下との関連が認められている [76, 91-93]。また、高レベルの酸化ストレスと、スーパーオキシドディスムターゼの減少およびS-ニトロソチオールの欠乏との関連も認められている [94, 95]。

重症喘息患者の気道において腫瘍壊死因子（TNF）-αの発現が増加することが報告されており、最近のゲノム解析およびプロテオミクス解析では、特定の喘息患者におけるIL-1βの増加と好中球増多との関連が示唆されている [96-98]。重症喘息に抗TNF-α抗体を用いた試験では期待した結果が得られなかったが、可逆性の晩期発症喘息と関連付けられる特定の表現型において優れた反応を示す可能性があることが示唆された [99]。

最後に、炎症の消退に寄与する因子に高い関心が寄せられており、重症喘息に関しては、何らかの病理生物学的機序が炎症の消退の欠如に関連していると考えられる。この点について、重症喘息は軽症喘息患者に比して低値を示すリポキシンレベル、抗炎症能との関連が認められている [100-102]。

構造的異常
Structural abnormalities

上皮細胞、線維芽細胞、平滑筋細胞など気道の常在細胞が、炎症およびリモデリングの修飾因子となることが解明されつつある。構造変化が気道に力学的な影響を及ぼす可能性がある一方、気道の構築細胞も、サイトカイン、ケモカイン、成長因子、細胞外マトリックス要素の放出が炎症過程に寄与する可能性がある [103]。まず、重症喘息の場合、軽症～中等症の喘息に比した上皮の肥厚が報告されており [104]、これには、増殖、アポトーシス、炎症促進因子放出の変化 [105] が関与している可能性がある。また、剖検および生検を実施した研究では、気道平滑筋量の増加と、喘息の重症度、気流閉塞、気道過敏性との関連が認められている [71, 106-109]。さらに、一定の気流閉塞を呈する喘息患者および／または重症喘息患者では、血中および平滑筋束中に存在する線維細胞（筋線維芽細胞に分化し得る）が増加している [110, 111]。

気管支上皮下網状層の肥厚は、小児重症喘息の早期にみられる特徴であり、好酸球性表現型の特性と思われる [18, 112, 113]。重症喘息患者では、軽症喘息患者に比してトランスフォーミング増殖因子 - β アイソフォームの発現およびコラーゲン沈着の増加もみられ、これも好酸球性喘息と関連している可能性がある。また、末梢気道リモデリングのエビデンスとも関連付けられている [18, 114]。実際に、末梢気道における細胞外マトリックスの産生増加および構成の変化は、致命的な喘息の特性である [114]。

　高分解能コンピュータ断層撮影による気道構造に関する研究において、成人重症喘息患者の気道および末梢肺の定量的形態計測結果が示されているが、小児についてはほとんど知られていない [115-118]。成人の場合、呼吸機能と増悪を起こしやすい重症喘息との関係が認められる。こうした構造の変化は換気障害をもたらすが、これは過分極ヘリウムを用いた磁気共鳴画像診断法により可視化できる [119]。初期の研究では、好中球性炎症とエアー・トラッピングとの関連の可能性が示唆されており、生検により測定された上皮の肥厚によって HRCT スキャンで得られる気道壁の肥厚を予測できることも報告されている [116, 117]。

生理学
Physiology

　気管支拡張薬、吸入ステロイド薬、経口ステロイド薬に対する反応性の低い慢性気流制限が、重症喘息の一部の表現型に認められる [15, 16, 120]。慢性的な気道閉塞から、気道閉鎖または末梢気道の換気不均等に至る場合があり、重度の増悪との関連がある [121]。重症喘息患者と、FEV_1/FVC 比による気流制限レベルをマッチさせた非重症喘息患者を比較した場合、重症喘息患者はエアー・トラッピング（FEV_1/FVC に比し FVC 低値）を起こしていることが認められた [122]。ベースライン FEV_1 低値の患者に気管支拡張薬を用いると FVC が顕著に増加したことは、気流閉塞によるエアー・トラッピングに対する気道平滑筋の関与を支持している。最終的に、重度の気道閉塞は、重症喘息の一部の表現型の特性であり、複数の研究において、好酸球性炎症および／または好中球性炎症が気流制限を悪化させる要因となる可能性が示唆されている [116, 123, 124]。SARP に

おけるクラスターの1つは重度の気道閉塞によって特徴付けられ、$β_2$刺激薬に対して持続的に可逆性を有するが、正常範囲までは至らず、喀痰中好中球増多と関連していた [15]。重症喘息患者では、呼吸機能の日間変動もそれほどみられない [125]。このような気道の動的変動の抑制は、重症喘息患者がコントロール不良の臨床状態にある場合、気道の迅速な開存性が維持されておらず、一定かつ重度の閉塞を起こしている可能性があることを示唆する。

重症喘息の呼吸機能低下に関する前向き研究は限られているが、男性、喫煙、FeNO高値、アフリカ系人種が寄与因子であることが示唆されており、興味深いことに、アレルギー状態が防御因子となる可能性がある [93, 126]。

気道内径に加えて肺弾性収縮力も最大気流の決定因子であり、肺弾性収縮力は気道閉鎖を阻止するものでもある。重症喘息を有し、気管支拡張後にも気流制限が持続する患者の場合、肺弾性収縮力の低下が気流制限に部分的に寄与している可能性がある [127]。これが、報告にあるように、喘息による死亡者の肺胞附着部の破壊と関連しているかどうかについては確認されていない [128]。

重症喘息に関しては、感受性および最大反応によって気道過敏性を評価する研究において、その有用性が証明されていない。この要因の1つは、呼吸機能が低下している場合の測定が困難であることにある。しかし、呼吸機能の変動パターンを数日間にわたって記録することにより、気道過敏性に関連する情報を得られる可能性がある [125, 129]。数週間にわたって1日2回測定した呼吸機能の変動を、物理特性から導き出された新たな方法によって解析した結果が、各患者のその後の増悪リスクのマーカーとなる可能性がある。こうした変動が重症喘息患者に及ぼす影響についてはそれほど明らかにされていないが、軽症〜中等症の喘息患者との比較において変動の差異がみられるため、変動パターンも表現型の特性の1つである可能性が示唆される [130]。

結 論
Conclusion

　重症喘息の表現型分類は、過去10年間で大きく進展した。重症喘息に関する遺伝学的、分子的、細胞学的、構造的、生理学的バイオマーカーと、システム医学アプローチを用いたこれらのバイオマーカーの統合により、現時点で明らかになっている臨床表現型を大幅に改善できる可能性が高い。本分野の進展によって、診断および分子標的治療の質が向上するだけでなく、表5に優先順位を示した、対応が求められる研究上の課題の解決にもつながると思われる。

表5．表現型に関する質問の優先順位

1. 好酸球性か非好酸球性か、Th2優位か非Th2喘息かという表現型の検証。これらの表現型が経時的に持続して認められ、表現型から明確な自然歴が予測されるか？
2. 危険因子、併存因子、自然歴が、特定の免疫炎症性の表現型による影響も受けるか？
3. 重症喘息の特定の表現型または特性に対し、遺伝学的バイオマーカー、エピジェネティックなバイオマーカー、あるいは炎症性バイオマーカーは存在するか？
4. 重病喘息において、自然免疫反応の異常が認められるか？ また、存在する場合に、気道の炎症およびリモデリングに寄与するのか？
5. 重症喘息の構造、炎症、気道機能それぞれの間にどのような相互関係があるか？ 画像診断を用いて、この問題に非侵襲的に対処することは可能か？
6. 重症喘息患者の気道では、マイクロバイオーム（微生物叢）およびウイルスバイオーム（ウイルス叢）の変化がみられるか？

Th：ヘルパーT細胞

3 評　価
Evaluation

本項では、コントロール困難な喘息を有する成人および小児の評価について示す。

1)「治療困難な喘息」患者が喘息であると判断するために必要な評価　2) 交絡因子および併存症の適切な評価　3) 治療の最適化に有用であると考えられる表現型の初期判断について取り上げる。

ステップ1.
患者が喘息であるという判断
Step 1. Determining that the patient has asthma

臨床医は、ある程度懐疑的に喘息の診断を行い、患者の病歴および評価結果から、間違いなく喘息であるという結論が導き出されるかどうかを確認する必要がある。コントロール不良喘息と診断された疾患のうち、12～30%を喘息以外の疾患が占めることが報告されている [131, 132]。喘息の評価は、呼吸困難（運動との関連性も含む）、咳嗽、喘鳴、胸部絞扼感、夜間覚醒など、喘息の諸症状に重点を置いた慎重な問診から開始する必要がある。さらに、増悪を引き起こす要因と、喘息の一因となっている可能性のある環境因子または職業性因子に関する情報を聴取する必要がある。肥満に関連する呼吸器症状も喘息と誤診される場合がある。これは特に、患者が救急医療現場で処置を受ける場合に顕著である [133]。小児においても成人においても、喘息に類似した疾患の鑑別または喘息と関連すると考えられる疾患に関する評価が必要となる（表6, p.36）。気流制限の可逆性が喘息の診断基準の1つである場合は、気管支拡張薬投与前および投与後に、吸気・呼気のスパイロメトリーを実施する必要がある [134]。可逆性の最適な評価には、適切な投薬の中断が必要である。呼吸機能が比較的維持されている場合、特に、病歴、身体的特徴、スパイロメトリー結果の間に矛盾を認めるときには、拡散能などの

完全な呼吸機能検査、メサコリン負荷試験または運動負荷試験などの気管支誘発試験の追加実施を、個々の症例に応じて検討することもできる。これらの検査結果により、他の疾患の疑いが高まる場合もある（補足資料1- 表1, p.76）。

　小児において喘息が疑われる場合、状態が変動しやすい気流閉塞の有無の確認が重要であるが、臨床現場では困難である。小児重症喘息では、呼吸機能がしばしば正常であり、気管支拡張薬に急性反応を示さない [135]。小児において、短時間作用性β_2刺激薬投与前および投与後のFEV$_1$が正常な場合、FVCの25〜75%の呼気中の努力呼気流量（FEF$_{25-75\%}$）において気管支拡張薬に反応を示す可能性がある [136]。ただし、重症喘息の評価または治療におけるFEF$_{25-75\%}$の有用性は、現時点で不明である。診断困難例において、運動負荷試験またはメサコリン気管支負荷試験による気管支誘発試験が必要となる場合がある。

　系統的な評価を実施する専門医療機関に紹介された重症喘息患者の30〜50%が、実際にはコントロール困難な喘息であると判断された [131, 137, 138]。小児喘息においても、詳細な評価によって重症の難治性喘息ではないと判明する場合が多く [139]、重症喘息として紹介された小児の約50%が、喘息管理が不適切であるために症状が持続し、コントロール不良となっている [138]。

質問1

重症喘息の症状を有するが、HRCTスキャンを実施する特定の適応が認められない患者に関しても、（病歴、症状および／またはそれ以外の検査結果に基づき）本検査をルーチン検査として指示する必要があるか？

推奨事項1

胸部HRCTに対する特定の適応がない重症喘息を呈する小児および成人において、病歴、症状および／または以前の検査結果に基づいた胸部HRCTは、非定型的な徴候が認められる場合のみ行うことを提案する（条件付き推奨、エビデンスの質：非常に低）。

評価と選択

本推奨事項では、鑑別診断および併存症の同定を比較的高く評価する一方、合併症の可能性および胸部HRCTのコストの回避を比較的低く評価している。

表6．重症喘息と誤って診断される可能性がある疾患

小　児
機能障害性の息切れ／声帯機能障害
細気管支炎
再発性の（微量）誤嚥、逆流、嚥下障害
早産児および早産児関連の肺疾患
嚢胞性線維症
先天性または後天性免疫不全
原発性線毛機能不全症
中枢気道閉塞／圧迫
異物
血管輪などの先天性奇形
気管気管支軟化症
カルチノイド腫瘍またはそれ以外の腫瘍
縦隔腫瘤／リンパ節腫脹
先天性心疾患
間質性肺疾患
結合組織病

成　人
機能障害性の息切れ／声帯機能障害
慢性閉塞性肺疾患
パニック発作による過換気
閉塞性細気管支炎
うっ血性心不全
有害薬物反応（アンギオテンシン変換酵素阻害薬［ACE-I］など）
気管支拡張症／嚢胞性線維症
過敏性肺炎
好酸球増多症候群
肺塞栓
ヘルペス性の気管気管支炎
気管支内病変／異物（アミロイド、カルチノイド、気管狭窄など）
アレルギー性気管支肺アスペルギルス症
後天性気管気管支軟化症
チャーグ・ストラウス症候群

備考

重症喘息の非定型的な徴候として例に挙げられるのは、過剰な粘液産生、急激な呼吸機能低下、一酸化炭素肺拡散能力（トランスファー因子係数）の低下、および治療困難な小児喘息におけるアトピーの欠如などが挙げられる。

ステップ 2.
併存症および寄与因子の評価
Step 2. Assessing comorbidities and contributory factors

コントロール困難な喘息および重症喘息は、併存症と関連していることが多い。（表7, p.39 および補足資料1-表2, p.77）ただし、コントロール困難な患者全体に占めるノンアドヒアランス例の割合が 32～56% に達する場合があるという報告があるように、治療に対するノンアドヒアランスも考慮する必要がある [131, 137, 140]。吸入器の取り扱いが不適切であることもよくあるため、対応が必要である [138]。アドヒアランス不良の判断は困難な場合がある。血清プレドニゾロン値の測定、テオフィリン値の測定、全身性ステロイド薬の副作用の評価、血清コルチゾール値の抑制状況の評価によって、経口薬のアドヒアランスを評価できる。一方、吸入容器の重量、吸入回数カウンター（圧作動式、電子式）などによる吸入ステロイド薬の服薬遵守の評価法は、臨床現場において広く普及していない。患者による処方薬の受け取りの確認も、アドヒアランスを判断する材料となり得る [140]。ノンアドヒアランスであることが判明した場合、臨床医は、患者に十分な説明を行って、患者が薬剤に関する適切な判断を下すことができるように努めるとともに、各患者に合わせた介入によってノンアドヒアランスに対処する必要がある [140]。アドヒアランスに実質的な影響を及ぼしている要因が、費用面の問題のみであることもある。

小児喘息において、アドヒアランス不良またはノンアドヒアランスが認められ、治療上の問題が生じている場合は、特有の問題が存在する。思春期には、アドヒアランスが低下しやすく、リスクを伴う行動（喫煙、違法薬物の使用）が多発するため、小児喘息における致命的発作のリスクが高くなる。アドヒアランス不良は、複雑な治療計画、不

安定な家庭環境、小児の監督が不十分である場合、コントロール不良喘息に伴う場合がある副次的要因によって生じることもある。小児喘息の評価では、看護師による自宅訪問の際のレスキュー吸入薬および長期管理薬の確認も含める必要がある [138]。学校など、監督可能な環境下での投薬についても、検討の余地があるかもしれない。

アトピーおよびアレルギーは、長期間にわたって喘息との関連が示されており、重症喘息との関連もある程度認められている。しかし、非常に大規模な疫学研究において、重症喘息とアトピー／アレルギーとの関連が、軽症喘息との関連に比して強くなく、皮膚テスト陽性患者の割合が低いことも報告されている [120, 141]。アレルギーと喘息の重症度との関連は、小児の方が強い [135, 142]。特異的IgE（皮膚プリックテストまたは血清検査により評価）、曝露の継続、症状の間の関連の有無を判断することにより、あらゆる喘息患者の症状および増悪の原因になる因子同定の一助となる可能性がある [143]。

副鼻腔炎は75～80％に認められると報告されている [141, 144]。成人の場合、鼻茸はごく少数に認められる。一方、小児でも鼻茸がまれに認められ、多くの場合、嚢胞性線維症と関連している。また、原発性線毛機能不全症と関連している場合もある。

胃食道逆流（GOR）が60～80％にみられるが [15, 23, 120, 141, 144]、臨床試験では、抗逆流薬の喘息コントロールに対する効果は全般的に、ほとんどまたは全く認められていない [145-147]。喘息コントロール不良の原因の1つとして、「無症候性」の胃食道逆流（GORD）が一般に過度に強調されている可能性はあるが、小児において胃腸症状が認められ、喘息の疑いがある場合は、GORDに関する評価を行い、治療する必要がある [147]。副鼻腔炎およびGORDの治療が重症喘息に及ぼす影響は明らかにされていないが、こうした併存症がある場合は適切な治療を行い、併存症を改善する必要がある。GORDと副鼻腔炎には共に、声帯機能障害を悪化させるという特徴がある。また、GORDおよび副鼻腔炎の症状は、誤って喘息の症状と判断される場合もある。

喘息との関連は発症時の年齢によって異なるが、肥満も、治療に影響を及ぼす治療困難な喘息との関連が一般的に認められる併存症である [27, 28]。

現喫煙者である場合も、喘息のコントロールがより困難になる可能性がある。喫煙による炎症過程の変容が、ステロイド薬に対する反応性の低下をもたらしていると思われるとする報告がある [29, 32]。タバコ煙の環境的曝露も、小児および成人における喘息の転帰の不良と関連している [30]。多くの場合、尿中または唾液中コチニンを測定することにより、受動喫煙曝露について評価可能である [138]。

小児重症喘息の場合、幼い時期における各種アレルゲン（特にカビ）への曝露および感作が存在する [135]。重症喘息における環境コントロールに対する治療反応性を支持するエビデンスは一貫しておらず、十分な検討もなされていないが、交通渋滞緩和による環境オゾン濃度の低下と、都市部における喘息の転帰の改善との関連が認められている [148]。重症喘息に対する寄与因子としての環境曝露に関して、さらなる研究が必要である。

不安および抑うつは、成人重症喘息患者に高い頻度で認められ、25〜49％を占める [149]。小児とその両親にも多くみられ、母親の抑うつおよび対応能力不足が、喘息に関連する QOL の低下に関連している可能性がある [150]。不安および抑うつは過小評価されることが多いため、適切な精神医学的評価および専門医への紹介が推奨される [151]。標準化された質問票の使用または対面式面接による、家族の心理社会的ストレスの評価が一助となる可能性もある。残念ながら、喘息の転帰に対する精神医学的治療のベネフィットは十分に確立されておらず [151]、成人および小児の喘息患者を対象とする心理学的介入（リラクゼーション療法、行動療法など）を評価した、最近の Cochrane

表7．併存症および寄与因子

1.	副鼻腔炎／（成人）鼻茸
2.	心理的要因：性格特性、症状の知覚、不安、抑うつ
3.	声帯機能障害
4.	肥満
5.	喫煙／喫煙関連疾患
6.	閉塞性睡眠時無呼吸
7.	過換気症候群
8.	ホルモンの影響：月経前、初経、閉経、甲状腺疾患
9.	胃食道逆流症（症候性）
10.	薬剤：アスピリン、非ステロイド性抗炎症薬（NSAID）、β-アドレナリン遮断薬、アンギオテンシン変換酵素阻害薬（ACE 阻害薬）

メタアナリシスにおいても、これらの介入について喘息の転帰に対する確固たるベネフィットは見出されなかった [152]。

罹病期間が長期にわたる重症喘息患者またはコントロール困難な喘息患者の場合、喘息の併存症だけでなく、治療により誘発される併存症の評価も行う必要がある。治療により誘発される併存症は、特に高用量吸入ステロイド薬および全身性ステロイド薬の使用と関連している（補足資料1‐表3, p.77）。

ステップ3.
喘息の表現型分類に対するアプローチ
Step 3. Approaches to Asthma Phenotyping

喘息、特に重症喘息の経過が不均一であることが明らかになりつつあり、最新の治療法に対して全患者が同じように反応を示す可能性は低く、全患者の臨床経過が同一でもない（2. 表現型分類の項, p.22 参照）。現時点において、定義が広く受け入れられている喘息の表現型は存在しない。しかし、表現型の特性を明らかにすることは、最終的に分子標的治療および／またはより効果的な治療の進展につながるだけでなく、様々な自然歴の予測に寄与する可能性もあり、患者の一部にベネフィットをもたらすと考えられる [14, 15]。この点において、好酸球性炎症、アレルギー性／Th2型過程、肥満は、特性または表現型として特定されており、非特異的（ステロイド薬）治療および特異的（分子標的薬）治療（抗IgE抗体、抗IL-5抗体、抗IL-13抗体による治療など）を検討する場合の一助となり得る [14, 28, 44, 58, 59, 153-156]。

特定の表現型について広く合意は得られていないが、臨床的、遺伝学的、統計的アプローチから、早期発症アレルギー性、晩期発症肥満性（主に女性）、晩期発症好酸球性という表現型が同定されており、自然歴がそれぞれ異なる [14, 15, 17, 22, 27]。喘息発症年齢（小児期または成人期）と、アレルギー、肺の好酸球数、副鼻腔疾患における差異との関連が認められている。1) 好酸球性炎症のレベルと 2) Th2型炎症のレベルのいずれかを判断（または炎症が起きていないことを確認）することが、服薬遵守／アドヒアランスの状態、増悪リスクの評価だけでなく、ステロイド薬治療に対する反応、分

子標的薬（抗IL-5抗体、抗IL-13抗体など）に対する反応の予測に有益である可能性がある [18, 33, 58, 59, 153-155]。治療指針において喀痰中好中球炎症が果たす役割に関する研究は全般的に少ないが、重症喘息患者の場合は日間変動が大きい [51]。これは、ステロイド薬治療に対する反応の低下と関連付けられている [153]。この測定値は多くの専門医療機関において使用可能であるが、こうしたアプローチをさらに広く利用する前に、その有用性に関するさらなる研究と方法論の標準化が必要である。

また、表現型が成人発症で肥満の喘息患者は、肥満で表現型が早期発症アレルギー性の喘息患者に比べて、体重減少が喘息に良い影響を及ぼすかもしれない [28]。これらの特性については、Th2型炎症を表すと思われるバイオマーカーの有無にかかわらず、発症年齢についての質問（ただし、過去想起であるという問題があることに注意）、BMIの評価、肺の好酸球数の測定（通常は誘発喀痰中数を測定）、アトピーの評価により、把握可能である。Th2型炎症のマーカーとして、広く使用可能な呼気中一酸化窒素（FeNO）、血清ペリオスチン（現時点では研究用としてのみ使用可能で、小児には不適用）、血中好酸球数が挙げられる（詳細は、補足資料1–表4. p.77および4.治療の項, p.42参照）[59, 157]。小児の場合、全血球計算、または特異的（皮膚または血液検査による）IgE測定値および総IgE測定値を用いて、末梢血好酸球増多の検査を行うことにより、判断の一助となる可能性があるが、特異性に制限がある。FeNOはすべての慢性喘息患児において上昇するわけではないと考えられるが、低レベルであれば、嚢胞性線維症、線毛運動不全症など別の疾患であることが示唆される。

FeNO高値、血清IgE高値といったアトピーのバイオマーカーは、小児における重症喘息の鑑別手段となるが、成人においてはこの限りではなく、好発するTh2主導型の気道炎症を裏付けるものである [135]。一方、気管支鏡検査の所見では、小児重症喘息において、Th2サイトカインが決定的な役割を果たすという裏付けを得られなかった [61]。さらに、小児重症喘息の臨床的発現はきわめて多様であるため、小児重症喘息の表現型は成人ほど明確に定義されていない [16]。成人では喀痰の分析により様々な炎症性の表現型が示唆されるが、小児ではこのアプローチによって得られる情報が少なく、喀痰の分析に基づいた安定した主要な炎症性の表現型は同定されていない [158]。

血中好酸球数以外のバイオマーカーの測定には、特殊な機器、訓練、または容易に実施できない分析を必要とする。また、臨床的に意味があり、治療上の区別を必要とする喘息の表現型を同定する際のバイオマーカーの有用性について、確認する必要がある（臨床的な推奨事項については、4.治療の項, p.42参照）。

4 治 療
Therapy

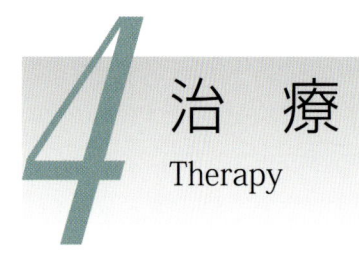

　本項では、本書で定義した重症喘息の管理について、1）確立されている治療法 2）最近開発された治療法 3）表現型の評価を要する今後のアプローチ 毎に示す。LABA、ロイコトリエン受容体拮抗薬、テオフィリン薬といった、従来から使用されている長期管理薬の一部については、広範に使用され、支持されているにもかかわらず、重症喘息における有効性が十分に示されていない。実際、喘息コントロールの維持または達成のためには、これらの薬剤の併用を要すると定義されており、このことからも、重症喘息患者に対するこれらの薬剤の有効性が低い可能性が示唆される。近年まで、重症喘息患者の治療法の検討のみを目的として計画された臨床試験はほとんどみられなかったが、この状況は急速に変化しつつある。現時点において、主に成人重症喘息患者を対象とした、新たな分子標的薬に関する試験の評価が進められており、有効性および短期的な安全性のエビデンスを示すデータがいくつか得られている（表8）。

確立された喘息治療薬の使用
Using established asthma medications

ステロイド薬に対する非感受性
Corticosteroid insensitivity

　本書で定義したとおり、重症喘息の特性の1つとしてステロイド薬に対する非感受性がある。このため、ステロイド薬による治療にもかかわらずコントロール不良が持続する場合や、ステロイド薬の減量または中止により喘息コントロールが悪化する場合がある。したがって、ステロイド薬は軽症喘息治療の主力であるが、重症喘息においては代替的に分子標的薬を使用して、炎症の調節とステロイド薬に対する非感受性の改善を必

表8．重症喘息に対する新たな治療のプラセボ対照試験

筆頭著者	重症度／症例数	デザイン	治療	評価項目	結果の要約
Wenzel [99]	重症／309	R, db, pc, p	golimumab、抗TNFα、24週間	FEV_1、増悪、AQLQ、PEFR	FEV_1変化なし。増悪の減少、AQLQの低下、PEFRの低下ともなし。有害事象。
Pavord [56]	重症、過去1年の増悪2回以上／621	R, db, pc, p	mepolizumab（75、250または750 mgを4週間隔で注入）、抗IL-5、52週間	増悪率	すべての用量で増悪が39〜52%減少。ACQ、AQLQ、FEV_1に効果を認めず。
Haldar [157]	重症／61	R, db, pc, p	mepolizumab、抗IL-5、50週間	増悪、症状、FEV_1、AQLQ、AHR、喀痰中および血中好酸球数	増悪の減少。AQLQの改善。好酸球数減少。
Nair [58]	重症／20	R, db, pc, p	mepolizumab、抗IL-5、50週間	増悪、経口ステロイド薬の減少	増悪、好酸球数、経口ステロイド薬ともに減少。
Kips [159]	重症／26	R, db, pc, p	SCH55700、抗IL-5、12週間	喀痰中および血中好酸球数、症状、FEV_1	血中および喀痰中好酸球数減少。それ以外の有意な評価項目なし。
Castro [57]	高用量吸入ステロイド薬を用いてもコントロール不良／53	R, db, pc, p	reslizumab、抗IL-5、12週間	ACQ、FEV_1、喀痰中好酸球数	ACQスコア改善。喀痰中好酸球数減少。FEV_1改善。
Corren [160]	中等症〜重症／294	R, db, pc, p	AMG317、抗IL-4Rα抗体、IL-4およびIL-13阻害、12週間	ACQスコア、増悪	ACQにも増悪にも効果なし。
Corren [59]	中等症〜重症／219	R, db, pc, p	reslizumab、抗IL-13抗体、24週間	気管支拡張薬投与前FEV_1の変化	ペリオスチンまたはFeNO高値群の場合、プラセボに比し、きわめて大きな変化を伴うFEV_1改善（事後解析）。ACQ5においても日誌においても効果なし。高Th2の治療群では、増悪が60%減少。

筆頭著者	重症度／症例数	デザイン	治療	評価項目	結果の要約
Piper [60]	中等症～重症／194	R, db, pc, p	tralokinumab (150、300または600mg)、IL-13中和モノクローナル抗体、3ヵ月間	第13週におけるACQ-6のベースラインからの変化	第13週におけるACQ-6の変化を認めず。FEV₁の増加がプラセボの0.06Lに対し0.21L (p=0.072)。β₂刺激薬の使用減少は、プラセボの-0.10回に対し-0.68回 (p=0.020)。喀痰中IL-13高値患者の方が優れた反応。
Humbert [161]	重症、ステロイド薬依存性／44	R, db, pc, p	masitinib (3、4.5および6 mg/kg/日)、c-kitおよびPDGFRチロシンキナーゼ阻害薬、16週間	経口ステロイド薬の用量、ACQ、FEV₁	経口ステロイド薬の用量に差を認めず。ACQ改善、FEV₁に差を認めず。
Busse [162]	中等症～重症／115	R, db, pc, p	daclizumab、IL-2R α鎖に対する抗体、20週間	FEV₁ (%) の変化、喘息の増悪	FEV₁の改善。日中の喘息スコア、SABAの使用が減少。重度の増悪までの期間が延長。血中好酸球数減少。
Nair [163]	重症喘息／34	R, db, pc, p	SCH527123、CXCR2受容体拮抗薬、4週間	喀痰中および血中好中球活性化マーカーの変化	血中および喀痰中好中球数減少。軽度の増悪の減少。ACQスコアの減少を認めず (p=0.053)。

R：無作為化；db：二重盲検；pc：プラセボ対照；p：並行群間；TNF-α：腫瘍壊死因子α；FEV₁：1秒間の努力呼気量；AQLQ：喘息に関するQOL質問票（Asthma quality of life questionnaire）；PEFR：ピークフロー；IL：インターロイキン；ACQ：喘息コントロール質問票；AHR：気道過敏性；FeNO：呼気中一酸化窒素濃度；Th2：ヘルパーT細胞Ⅱ型；c-kit：幹細胞因子受容体；PDGFR：血小板由来成長因子受容体；IL-2Rα：IL-2受容体α；SABA：短時間作用性β₂刺激薬

要とすることがある。重症喘息患者は、ステロイド薬依存性の難治性喘息患者、またはステロイド薬に対し非感受性の喘息患者と表現されることも多い。成人重症喘息患者の30%では、喘息コントロールをある程度維持するため、吸入ステロイド薬に加え経口ステロイド薬を必要とする [23, 120, 124, 141]。ステロイド薬のトリアムシノロンを最大用量で筋注した場合に、喘息コントロールの改善、喀痰中好酸球数の減少、FEV_1 の増加が認められること [164, 165] から、ステロイド薬に対する完全な抵抗性ではなく、相対的な非感受性であることが裏付けられる。また、小児期の治療困難な喘息に関する試験において、トリアムシノロンを単回筋注した場合に、ステロイド薬に対して「完全に」反応が認められなかった患者は 102 名中 11% のみであり、患者の 89% はステロイド薬に対しある程度の反応性を有することが示された [142]。したがって、ステロイド薬に対する抵抗性という表現より、ステロイド薬に対する非感受性という表現がより適切である。

ステロイド薬に対する非感受性は多様であり、根底に複数の機序が存在する可能性が高い。ステロイド薬に対する非感受性は、重症喘息患者由来の末梢血単核球、肺胞マクロファージ、あるいは気道平滑筋細胞などの常在細胞において認められる [166-169] が、こうした *in vitro* 試験における反応性と *in vivo* における反応性との関連は、十分に解明されていない。ステロイド薬に対する非感受性については、肥満 [170]、喫煙 [171]、ビタミン D 低値 [172, 173]、主に成人における非好酸球性（低 Th2 型炎症）[174] など、様々な状態との関連が示されている。小児における、こうした機序の役割については、ほとんど解明されていない。

Th2 サイトカイン（IL-5 および IL-13）の高発現を特性とする、好酸球性喘息（「高 Th2」型喘息）表現型では、軽症喘息患者において吸入ステロイド薬に対する反応性が確認されるが、一部の重症喘息患者においては、高用量吸入ステロイド薬、さらに全身性ステロイド薬を投与しても、好酸球性炎症が持続することがある [18, 61, 141, 155, 175, 176]。重症喘息では、成人と同様、小児においても好酸球優位という特性が認められているが、気管支肺胞洗浄検査または生検における Th2 サイトカイン測定値との関連は認められていない [61]。成人喘息患者において、非好酸球性表現型は大規模なサブグループを形成していると思われ [18, 175, 176]、軽症〜中等症の患者コホートデータ [176] では、ステロイド薬に対する感受性が比較的低いことが示されている。このように、ステロイド薬に対する様々なタイプの非感受性の根底にある機序を解明することが、p38 マイトジェン活性化プロテインキナーゼ阻害薬、ヒストン脱アセチル化酵素 2 動員薬など、新たな治療薬の開発につながる [177, 178]。

1990年代には、維持期経口ステロイド薬の減量を目的としたステロイド減量薬として、メトトレキサート、シクロスポリンA、金塩、静注IgGなど、免疫抑制作用を有する複数の薬剤の研究が進められた。こうした薬剤は、ステロイド薬に対する非感受性を改善する可能性があるが、その有効性が不明であるうえ、重大な副作用を伴うことがわかっている（GRADE質問を参照）[179-183]。

吸入ステロイド薬および経口ステロイド薬による治療
Inhaled and oral corticosteroid therapy

個々の吸入ステロイド薬について、高用量の範囲を表4, p.20に示す。これは、軽症喘息において最大の治療効果を得るために必要とされる通常の用量より高い。中等症喘息においては、吸入ステロイド薬の用量が中等度レベルを上回ると、増量に対してほとんど反応しなくなる[184]。ただし、吸入ステロイド薬の用量と治療効果の関係には個人差があるうえ、重症喘息において吸入ステロイド薬の用量を高めるほど効果（全身性ステロイド薬の減量効果など）が高くなることを示すエビデンスも存在する[184, 185]。重症喘息に対しては、高用量吸入ステロイド薬（ベクロメタゾン2000μg/日超に相当）および超微粒子吸入ステロイド薬による治療を試みる場合が多いが、本アプローチを裏付けるデータはほとんど存在しない。

軽症～中等症喘息の増悪に対しては、高用量吸入ステロイド薬による治療が有効であると報告されており、通常は維持量の4倍（ベクロメタゾン2400～4000μgに相当）を投与する。ただし、重症喘息患者における吸入ステロイド薬の維持量は高用量であるため、この方法は重症喘息に関して実用的でないことが多い[186, 187]。したがって、標準的な投薬では不十分な場合、重症喘息の維持療法として経口ステロイド薬が追加されることが多い。

最新のSARPコホートでは、約3分の1が定期的に経口ステロイド薬を使用しており、前年に4回以上経口ステロイド薬の短期投与を受けた患者が半数を超えた[21, 120, 124, 141]。経口ステロイド薬による治療開始の最適な時期は定義されていない。同様に、経口ステロイド薬による増悪コントロールにおいて、低用量の継続投与の方が、複数回の不連続的な短期投与より優れているかどうかについては、明らかにされていない。ステロイド薬使用の指針となるバイオマーカーに関するガイドラインが提唱されているが、重症喘息の治療において、喀痰中好酸球数および／または呼気中一酸化窒素濃度を指針

として使用することについては議論の余地がある（GRADE 質問を参照）[74]。

　重症喘息に用いられているトリアムシノロン筋注については、好酸球性炎症および気流閉塞の改善、ならびに増悪の予防につながることが報告されている [164, 165]。この有効性の理由として、臨床現場で使用されている他のステロイド薬に比し、アドヒアランスが得られやすいこと、トリアムシノロンの効力が優れていることなどが考えられる。

　全身性ステロイド薬の使用については骨折および白内障のリスク上昇との関連が認められており [188, 189]、高用量吸入ステロイド薬については副腎抑制および小児における成長遅延のリスク上昇との関連が認められている [188, 190-192]。全身性ステロイド薬投与に伴う体重増加が、喘息コントロールをさらに悪化させるおそれがある [193]。思春期前の小児では、ブデソナイドの初期用量 400μg/ 日の投与により身長がわずかに減少し（平均 -1.3 cm）、成人時においても持続性の身長減少が認められたが、減少幅の進行や累積は認められなかった [194]。したがって、全身性ステロイド薬の継続使用時、また高用量吸入ステロイド薬の低頻度使用時であっても、体重、血圧、血糖値、両眼、骨密度を慎重にモニタリングし、小児においては成長が適切であることも慎重にモニタリングする必要がある。骨密度低下を防止する予防措置は、ガイドライン [195] に準じて行う必要がある。

　吸入ステロイド薬と、小児における副腎抑制のリスク上昇との関連が認められている。用量閾値には個人差があり、成人の場合と同様に、基礎疾患としての喘息の重症度がフルチカゾン製剤の全身吸収に影響を及ぼすかどうかについては不明である [196]。吸入ステロイド薬使用時には大容積のスペーサーを用いるなど、全身吸収を最小限に抑えるあらゆる取り組みを行う必要がある。小児重症喘息を対象とした副腎機能のモニタリングについて、エビデンスに基づくガイドラインは存在しないが、定義に従う場合、小児に対して高用量吸入ステロイド薬を処方するため、コルチゾール刺激試験など年 1 回の副腎機能検査、さらには小児内分泌科医による評価も有用と考えられる。重症喘息患児では、ステロイド服用緊急時カードの携行により、ストレス（併発疾患の手術中など）が生じた時点で全身性ステロイド薬を要する場合など、ベネフィットが得られる可能性がある。

短時間および長時間作用性 β_2 刺激薬
Short-and long-acting β-adrenergic bronchodilators

　成人および小児の重症喘息患者の多くが、吸入ステロイド薬ならびに短時間および／または長時間作用性気管支拡張薬による治療にもかかわらず、持続性の慢性気流閉塞を有する [23, 124]。段階的な吸入ステロイド薬の増量と長時間作用性 β_2 刺激薬（LABA）との併用では、吸入ステロイド薬の単独使用に比し、予後コントロールが改善する。これは、一部の重症喘息患者にも該当する。さらに、症状コントロールが最適な状態に達してない患者の一部においては、複合的なコントロールスコア（ACQ-7 または ACT など）がコントロール不良レベルのままであっても、満足度が高まるか、許容可能な状態に達する [185, 197]。低用量吸入ステロイド薬を用いてもコントロール不良の小児喘息患者の場合、吸入ステロイド薬の用量の倍増またはモンテルカスト製剤の追加に比べて、LABA の追加が吸入ステロイド薬に対する最も有効な追加療法であったが、治療に対する反応に顕著なばらつきがみられるため、定期的なモニタリングおよび小児毎の治療法の適切な調整の必要性が強調されている [198]。このような点を検討した、小児重症喘息を対象とした研究の報告は未だない。

　急激に発症する重度の増悪を伴う喘息（「不安定 [brittle] 型」喘息と呼ばれることが多い）患者に対しては、β_2 刺激薬であるテルブタリンが皮下投与されるが、吸入 β_2 刺激薬（ネブライザーによる投与またはエアロゾル投与）の反復的または継続的投与を上回る有益性は確認されていない [199]。

　軽症～中等症の喘息患者を対象として、吸入ステロイド薬を用いず、短時間作用性 β_2 刺激薬（SABA）または LABA のみで治療した場合の報告 [200-203] にみられるように、β_2 刺激薬の使用増加によって、喘息コントロールが逆説的に悪化するおそれがある。重症喘息患者においても、LABA と共に SABA の頓用吸入を行っている場合がある。吸入 β_2 刺激薬の使用と喘息死との間の強い関連については、主に、β_2 刺激薬を推奨限度を超えて使用した場合に限定されることが報告されている [204]。

　β_2 刺激薬に対する反応の人種間差も報告されている。例えば、アフリカ系の患者は、メキシコ系米国人およびプエルトリコ人に比べて、吸入ステロイド薬による治療後においても、SABA に対する短時間作用性の気管支拡張反応を示さないと考えられる [205]。また、アフリカ系米国人喘息患者は、特に LABA の投与を受けた場合に、白人に比べて治療の失敗例が多いと報告されている [206]。人種および β 受容体遺伝子型が β 受容体

に対する治療の反応性に及ぼす影響に関し、現時点で複数の研究が実施されている。

　β_2刺激薬の過度の使用が喘息コントロールの悪化に寄与するかどうかについては明らかになっていないが、β_2刺激薬を過度に使用した場合、毒性のリスクが上昇するおそれがある。臨床現場では、成人と小児の両者において、重症喘息に関するガイドライン記載の推奨用量および推奨治療期間を超えることが多く、「安全」な用量の上限の判断が難しい。症例報告では、β_2刺激薬を過度に投与されている成人重症喘息患者において、医学的管理下でβ_2刺激薬を減量すると、「喘息コントロールの改善」が認められることが示唆されている[207]。LABAの全般的な安全性に関する懸案事項は小児にも成人にも該当するため、推奨用量を超えて増量する場合は慎重に行う必要がある。β_2刺激薬の使用に関し、小児固有の懸念事項はない。小児喘息患者に関しては、すべての重症度において、LABAの減量・離脱によって喘息コントロールが改善するというエビデンスはない。

　症状軽減を目的とする臭化イプラトロピウム製剤エアゾルは、特に振戦、動悸などのβ_2刺激薬の副作用に耐えられない場合に、重症喘息患者におけるβ_2刺激薬の連日使用または過度の使用を低減するために用いられることが多く、喘息の増悪に対する治療薬としても用いられる[208, 209]。臭化イプラトロピウムエアゾルの効果はそれほど強くないと考えられるが、忍容性が良好であるため、1日を通じて、β_2刺激薬の頓用と交互に用いることができる。ネブライザーは薬剤送達の点において比較的非効率であること、ネブライザーの使用と重症喘息死（ネブライザーを使用していることに対する信頼性の高さと増悪時の救助要請の遅延が原因と考えられる）との関連が認められていることから、ネブライザーの定期使用は推奨されない[210]。スペーサー付きの加圧式定量吸入器（pMDI）の使用については、喘息の悪化または増悪をきたした成人と小児の両者において、ネブライザーと同様に効果的であることが明らかにされている[211]。

徐放性テオフィリン薬
Slow-release theophylline

　中等症喘息患者では、吸入ステロイド薬にテオフィリン薬を追加することにより、喘息コントロールが改善した[212]。ステロイド薬に対し非感受性の喫煙喘息患者に関する探索的研究では、テオフィリン薬と低用量吸入ステロイド薬の併用により、最大呼気流量および喘息コントロールが改善した[213]ことから、テオフィリン薬が一部の患者

のステロイド薬非感受性を改善する可能性が提起される。ただし、小児および成人の重症喘息患者を対象とした、このような研究は実施されていない [214]。小児重症喘息の治療では、低用量テオフィリン薬の安全性プロファイルに基づいて、テオフィリンが他の治療薬より先に用いられている。

ロイコトリエン受容体拮抗薬
Leukotriene pathway modifiers

吸入ステロイド薬による治療にモンテルカスト製剤を追加しても、全身性ステロイド薬を要する増悪の予防、または中等症喘息の症状改善に関して、LABAほどには有効性を示さない [4, 198]。吸入ステロイド薬による治療に対するロイコトリエン受容体拮抗薬またはロイコトリエン合成阻害薬の追加については、LABAを投与されていない中等症～重症の成人喘息患者を対象とした3件の研究において、呼吸機能に対するある程度の有効性が示されている。これらの試験のうち2件は、アスピリン喘息を対象とし、患者の35%が全身性ステロイド薬を用いていた [215-217]。一方、残りの1件の試験は、LABAおよび吸入ステロイド薬を併用（一部の患者は経口ステロイド薬も併用）していた成人重症喘息患者72名を対象とし、表現型分類を実施せず、モンテルカスト製剤が追加されたが、14日間経過後に臨床転帰の改善は認められなかった [218]。アスピリン喘息における応答が、アスピリン喘息ではない喘息に比べて優れているかどうかについて、正式に検討した研究はない。また、小児重症喘息を対象としたロイコトリエン受容体拮抗薬に関する研究も行われていない。

長時間作用性抗コリン薬
Long-acting muscarinic antagonists

中用量～高用量の吸入ステロイド薬を単独使用またはLABAと併用していた、コントロール不良の中等症～重症の喘息患者に対して、臭化チオトロピウム製剤を使用することにより、呼吸機能および症状が改善した [219, 220]。また、高用量吸入ステロイド薬とLABAを併用していた患者に対し、臭化チオトロピウム製剤を追加することにより、FEV_1が改善し、SABAの頓用使用が減少し、重度の増悪のリスクがわずかに低下した [219, 221]。小児喘息を対象としたチオトロピウム製剤に関する研究は行われていない。

重症喘息に向けた具体的アプローチ
Specific approaches directed towards severe asthma

　当専門委員会では、臨床現場において臨床医が重症喘息患者を管理する場合に重要となる、複数の臨床的質問を設定した。これらの質問は、補足資料に掲載されている。当専門委員会は、今回の最初の文書において、表現型による重症喘息の管理アプローチに関する2つの質問、ならびに成人および小児に対する治療アプローチに関する5つの質問を評価対象とした。管理アプローチに関しては、治療の指針としてバイオマーカーを用いる有用性を評価した。具体的には、喀痰中好酸球増多および／またはFeNOのバイオマーカーとしての有用性である。治療アプローチに関しては、抗IgE抗体薬の使用、ステロイド薬減量薬としてのメトトレキサートの使用、マクロライド系抗菌薬の使用、抗真菌薬による治療の役割、新たな治療法である気管支温熱療法を評価した。

治療の指針となる現在利用可能なバイオマーカー
Currently available biomarkers to guide therapy

質問2
重症喘息患者において、臨床基準のみを指針とする治療よりも、喀痰中好酸球数を指針とする治療を行うべきか？

推奨事項2
成人重症喘息患者においては、臨床基準のみを指針とする治療ではなく、喀痰検査の経験を有する医療機関において臨床基準および喀痰中好酸球数を指針とする治療を行うことを提案する（条件付き推奨、エビデンスの質：非常に低）。

重症喘息患児においては、臨床基準および喀痰中好酸球数を指針とする治療ではなく、

臨床基準のみを指針とする治療を行うことを提案する（条件付き推奨、エビデンスの質：非常に低）。

評価と選択

成人において、喀痰中好酸球数を治療の指針とする推奨事項では、特定の患者の治療を調整することによって得られる可能性のある臨床的有益性と不適切な治療の追加の回避をより高く評価する一方、医療資源の使用増大をより低く評価している。

小児において喀痰中好酸球数を治療の指針としない推奨事項では、標準化されておらず一般に広く利用されていない介入の回避をより高く評価する一方、不確実かつ限定的である可能性がある臨床的有益性をより低く評価している。

備考

喀痰中好酸球数の測定は、現時点では十分に標準化されておらず、一般に広く利用されていないため、本アプローチについては、喀痰検査の経験を有する専門医療機関のみで用いることを提案する。本アプローチから有益性を得る可能性が高い患者は、痰を出せる患者、持続性または少なくとも間欠性の好酸球増多症を示す患者、および増悪頻度が高い重症喘息患者である。臨床医は、患者毎に適切な選択肢が異なる点を認識する必要がある。

質問3

重症喘息患者において、臨床基準のみを指針とする治療ではなく、臨床基準に加え呼気中一酸化窒素（FeNO）を指針とする診断を行うべきか？

推奨事項3

成人および小児の重症喘息患者においては、診断の指針としてFeNOを用いないことを提案する（条件付き推奨、エビデンスの質：非常に低）。

評価と選択

本推奨事項では、医療資源の付加的支出の回避をより高く評価する一方、FeNOのモニタリングによって得られるが不確実な有益性をより低く評価している。

治療アプローチ
Therapeutic approaches

質問 4
アレルギー性重症喘息患者において、抗 IgE 抗体薬を用いるべきか？

推奨事項 4
成人および小児のアレルギー性重症喘息患者においては、オマリズマブによる治療を試すことを提案する（条件付き推奨、エビデンスの質：成人は低、小児は非常に低）。

評価と選択
本推奨事項では、一部のアレルギー性重症喘息患者がオマリズマブから得られる臨床的有益性をより高く評価する一方、医療資源の使用増大をより低く評価している。

備考
オマリズマブによる治療を試すことを検討すべき、重症喘息を呈する成人および小児（6歳以上）は、血清中総 IgE 値が 30～700 IU/mL（3件の試験では範囲が広く、30～1300 IU/mL）で、最適な薬物による管理、非薬物以外による管理、適切なアレルゲン回避にもかかわらず、コントロール不良な IgE 依存性のアレルギー性喘息と確定診断されている必要がある。治療の反応は、喘息コントロールの改善、増悪および予定外の医療機関受診の減少、QOL の改善を考慮して、治療担当医が包括的に評価する必要がある。治療開始から 4 ヵ月以内に反応が認められない場合、オマリズマブを継続投与しても、有益性が得られる可能性は低い。

質問 5
重症喘息患者において、メトトレキサートを使用するべきか？

推奨事項5

我々は、臨床医に対し、成人および小児の重症喘息患者に対し、メトトレキサートを使用しないことを提案する（条件付き推奨、エビデンスの質：低）。

評価と選択

本推奨事項では、メトトレキサートの有害作用の回避を比較的高く評価する一方、全身性ステロイド薬の減量から得られる可能性のある有益性を比較的低く評価している。

備考

成人についてのみ、無作為化試験に基づくエビデンスが存在する。メトトレキサートによる有害作用の可能性があり、治療をモニタリングする必要があるため、どのような場合であっても、メトトレキサートは専門医療機関において、経口ステロイド薬の連日投与を要する患者のみに限定的に使用することを提案する。メトトレキサートを用いる場合は、治療開始前および治療開始後に、胸部X線検査、全血球計算（白血球分画、血小板数を含む）、肝機能検査、血清クレアチニン値検査、一酸化炭素肺拡散能力（D_{Lco}）が推奨される。

質問6

重症喘息患者において、マクロライド系抗菌薬を使用するべきか？

推奨事項6

我々は、臨床医に対し、成人および小児の重症喘息患者に、喘息治療を目的としてマクロライド系抗菌薬を使用しないことを提案する（条件付き推奨、エビデンスの質：非常に低）。

評価と選択

本推奨事項では、マクロライド系抗菌薬に対する耐性発現の予防を比較的高く評価する一方、不確実な臨床的有益性を比較的低く評価している。

備考

本推奨事項は喘息の治療にのみ適用され、マクロライド系抗菌薬の適応となる気管支炎、副鼻腔炎、それ以外の細菌感染症の治療など、喘息以外の治療に用いる場合は適用されない。

質問7

重症喘息患者に抗真菌薬を使用するべきか？

推奨事項7

我々は、重症喘息を呈し、アレルギー性気管支肺アスペルギルス症（ABPA）の増悪を繰り返す成人において、抗真菌薬を使用することを提案する（条件付き推奨、エビデンスの質：非常に低）。

我々は、臨床医に対し、重症喘息であるがABPAを伴わない成人および小児において、真菌に対する感作（すなわち、プリック皮膚テスト陽性または血清中真菌特異的IgEの存在）に関係なく、喘息の治療を目的として抗真菌薬を使用しないことを提案する（条件付き推奨、エビデンスの質：非常に低）。

評価と選択

重症喘息とABPAを呈する患者に抗真菌薬を使用する本推奨事項では、増悪リスクの低下および症状改善の可能性をより高く評価する一方、有害作用、薬物相互作用、医療資源の使用増大の可能性の回避をより低く評価している。

重症喘息であるが（感作に関係なく）ABPAと確定診断されていない患者に抗真菌薬を使用しない本推奨事項では、有害作用の可能性、抗真菌薬と他の薬剤との相互作用、医療資源の使用増大の回避を高く評価する一方、見込まれるが不確実な有益性を低く評価している。

備考

重症喘息であるがABPAと確定診断されていない患者に抗真菌薬を使用しない本推奨事項は、喘息の治療にのみ適用され、侵襲性真菌感染症の治療など、喘息以外の治療

に抗真菌薬を使用する場合には適用されない。小児については、個別の症例報告のみがエビデンスとして存在する。小児は、重症喘息専門医が所属する紹介先の医療機関において、きわめて詳細な評価を受けてから、抗真菌薬による治療を受ける必要がある。抗真菌薬による治療は、肝毒性など、重大で、場合によっては重度になる副作用を伴うため、臨床医は抗真菌薬に精通し、抗真菌薬を取り扱う際には関連する使用上の注意に従い、各抗真菌薬の推奨治療期間の制限を遵守する必要がある。

質問8

重症喘息患者において、気管支温熱療法を行うべきか？

推奨事項8

我々は、成人重症喘息患者において、施設内審査委員会が承認した独立した登録または臨床試験に関してのみ、気管支温熱療法を実施することを推奨する（強い推奨、エビデンスの質：非常に低）。

評価と選択

本推奨事項では、有害作用の回避、医療資源の使用増大、有益性を得ることのできる患者が十分に把握されていない点をより高く評価する一方、症状および QOL の改善が不確実である点をより低く評価している。

備考

重症喘息患者に対する気管支温熱療法の効果について、現在までのところ有効性の予測がつきにくい点から、本項目は強い推奨とする。有益性と有害性の両方を有する可能性が高く、喘息治療として、このように侵襲的な本アプローチを用いた長期的結果については、明らかにされていない。気管支温熱療法が、増悪率や長期的な呼吸機能にどういった効果を及ぼすかを主要評価項目とした、特別にデザインされた試験が必要である。反応する患者の表現型、閉塞性の重症喘息患者（% FEV_1 が 60% 未満）または全身性ステロイド薬使用患者における効果、長期的な有益性および安全性に関しても検討が必要とされる。さらなる研究により、本推奨事項に重要な影響が及ぶ可能性が高い。

重症喘息に対する分子レベルに基づく新たな実験段階の治療
New experimental molecular-based treatments for severe asthma

　慢性重症喘息は、根底に様々な機序（またはエンドタイプ）が存在する複雑な疾患であるため、重症喘息の表現型分類と個別化治療により、転帰が改善し、副作用が減少すると考えられる。重症喘息に対する抗IgE抗体療法の導入により、特定の重症喘息患者に対する特異的な治療の時代が始まった。ただし、治療に対するレスポンダーの予測は課題として残っている。喘息における特定の炎症経路を標的とした最新の実験段階の生物学的アプローチでは肯定的な結果が報告されており、免疫炎症性の表現型／エンドタイプの定義に寄与しつつある（表8, p.43／表9, p.59）。

　表現型による選択を行わない場合、成人中等症喘息患者に対する抗IL-5抗体薬mepolizumabの有益性は認められなかった [222] が、持続性の喀痰中好酸球増多を有する重症喘息患者を対象として、2種類の抗IL-5抗体薬mepolizumabおよびreslizumabを検討した結果では、程度の差はみられたが、増悪の減少、経口ステロイド薬の使用減少、症状および呼吸機能の改善が認められた [57, 58, 157]。mepolizumabについて検討したより大規模な試験では、成人および思春期の患者において、増悪率の低下に関してのみ有効性が示されたが、FEV$_1$およびQOLの改善は認められなかった [56]。

　抗IL-13抗体薬lebrikizumabは、中等症～重症の成人喘息患者のFEV$_1$が改善したが、増悪および喘息症状には影響を及ぼさなかった [59]。しかし、事後解析の結果、Th2活性化の代用マーカーとして提唱された血清ペリオスチン高値またはFeNO高値によりTh2型炎症を有すると判断された群において、気管支拡張薬投与前FEV$_1$の改善を示した [59, 223]。別の抗IL-13抗体薬tralokinumabでは症状の改善は認められなかったが、全患者を対象とした検討において、プラセボとの比較により有意ではないもののFEV$_1$の向上が認められた。lebrikizumabと同様にtralokinumabでは、喀痰中IL-13値が検出可能なレベルである患者において、より良好な結果を示すと考えられた [60]。中等症および重症喘息を対象とした、IL-4とIL-13の両者を阻害するIL-4受容体α鎖に対する抗体の試験は、否定的な結果であった [160]。事前の生物学的表現型分類が、様々な結果に影響したかどうかは不明である。同様に、コントロール不良な成人持続性重症喘息患者を対象とした抗TNFα

抗体薬golimumabの試験でも、無効であることが判明した[99]が、事後解析ではサブグループにおける効果が示唆された。しかし、治療群において感染症の罹患率が上昇するなど重篤な副作用が認められたため、追加試験が実施される可能性は低い。

　重症喘息に対する生物学的アプローチとして、上記以外に2種類が報告されているが、治療対象として適した特異的な表現型の分類は行われていない。幹細胞因子受容体および血小板由来成長因子を標的とするチロシンキナーゼ阻害薬masitinibのプラセボとの比較においては、経口ステロイド薬の減量時に成人の喘息コントロールが改善したが、呼吸機能には効果が認められなかった[161]。活性化リンパ球のIL-2受容体α鎖に対するヒト化IgG1抗体薬daclizumabでは、吸入ステロイド薬でコントロール不十分な中等症および重症の成人喘息患者において、FEV_1および喘息コントロールの改善が認められた[162]。CXCR2拮抗薬SCH527123では、成人重症喘息患者の喀痰中好中球増多が減少し、軽度の増悪のわずかな減少との関連が認められたが、喘息コントロールの改善は認められなかった[163]。喀痰中好中球増多が明確に定義されていないため、表現型分類を付加的に行った場合に、より優れた有効性が認められるかどうかは不明である。小児では、オマリズマブ製剤以外の抗体による治療は行われていない。成人に関する試験データを小児に外挿する場合は、きわめて慎重に行う必要がある。

結論
Conclusion

　成人および小児の重症喘息の治療では、現時点において、ステロイド薬、気管支拡張薬、ならびに中等症および重症喘息に推奨されるその他の長期管理薬を最適かつ最大限に使用する必要がある。喘息に対して初めて承認された生物学的な分子標的薬である抗IgE抗体薬が加わったことで、一部のアレルギー性重症喘息患者の治療の改善に関して、楽観的な考え方が広がっている。他の生物学的製剤についても、追加投与による有益性を有し、重症喘息に有益性をもたらす可能性がある。特に、こうした特異性が高い治療に適した患者のレスポンダー特異的な表現型を同定し、患者を選択することができれば、その可能性が高い。このように予測されるため、積極的に検討されている重症喘息の機

序、経路、バイオマーカーの探索をさらに推し進める必要がある。現在、重症喘息の免疫病理生物学的機序、生物学的製剤、炎症性および分子レベルの表現型の理解が深まることにより、バイオマーカーに基づいた、安全かつ有効な重症喘息治療アプローチの形成につながるものと期待される。

表 9. 重症喘息の表現型を標的とする有望な治療法[#]

特　性	関連性	特異的な標的治療法
アレルギー性重症喘息	血中および喀痰中好酸球数 血清 IgE 高値 FeNO 高値	抗 IgE（成人および小児） 抗 IL-4／IL-13 抗 IL-4 受容体
好酸球性喘息	血中および喀痰中好酸球数 増悪の繰り返し FeNO 高値	抗 IL-5 抗 IL-4／IL-13 抗 IL-4 受容体
好中球性喘息[¶]	ステロイド薬に対する非感受性 細菌感染症	抗 IL-8 CXCR2 拮抗薬 抗 LTB4（成人および小児） マクロライド（成人および小児）
慢性気流閉塞	気道壁の肥厚増大としての気道壁リモデリング	抗 IL-13 気管支温熱療法
増悪の繰り返し	喀痰中好酸球数 吸入ステロイド薬 および／または経口ステロイド薬に対する反応の低下	抗 IL-5 抗 IgE（成人および小児）
ステロイド薬に対する非感受性	喀痰中好中球数の増加[¶]	p38 MAPK 阻害薬 テオフィリン薬（成人および小児） マクロライド（成人および小児）

[#]特に明記しない限り、これらの有望な治療法は成人に適用する。
[¶]注：好中球性喘息は、小児ではまれである。
FeNO：呼気中一酸化窒素濃度；IL：インターロイキン；LTB4：ロイコトリエン B4；MAPK：マイトジェン活性化プロテインキナーゼ

引用文献リスト

1. Proceedings of the ATS workshop on refractory asthma: current understanding, recommendations, and unanswered questions. American Thoracic Society. Am J Respir Crit Care Med 2000; 162: 2341–2351.

2. Chung KF, Godard P, Adelroth E, et al. Difficult/therapy-resistant asthma: the need for an integrated approach to define clinical phenotypes, evaluate risk factors, understand pathophysiology and find novel therapies. ERS Task Force on Difficult/Therapy-Resistant Asthma. European Respiratory Society. Eur Respir J 1999; 13: 1198–1208.

3. Guyatt G, Oxman AD, Akl EA, et al. GRADE guidelines: 1. Introduction-GRADE evidence profiles and summary of findings tables. J Clin Epidemiol 2011; 64: 383–394.

4. Ducharme FM, Lasserson TJ, Cates CJ. Long-acting β_2-agonists versus anti-leukotrienes as add-on therapy to inhaled corticosteroids for chronic asthma. Cochrane Database Syst Rev, 2006: CD003137.

5. Global Strategy for Asthma Management and Prevention, Global Initiative for Asthma (GINA). Date last updated: December 2012. Available from: http://www.ginasthma.org

6. National Heart Lung and Blood Institute. National Asthma Education and Prevention Program. Expert Panel Report 3: Guidelines for the Diagnosis and Management of Asthma. National Institutes of Health, 2007.

7. Ni Chroinin M, Lasserson TJ, Greenstone I, et al. Addition of long-acting β-agonists to inhaled corticosteroids for chronic asthma in children. Cochrane Database Syst Rev, 2009: CD007949.

8. Bel EH, Sousa A, Fleming L, et al. Diagnosis and definition of severe refractory asthma: an international consensus statement from the Innovative Medicine Initiative (IMI). Thorax 2011; 66: 910–917.

9. Bousquet J, Mantzouranis E, Cruz AA, et al. Uniform definition of asthma severity, control, and exacerbations: document presented for the World Health Organization Consultation on Severe Asthma. J Allergy Clin Immunol 2010; 126: 926–938.

10. Reddel HK, Taylor DR, Bateman ED, et al. An official American Thoracic Society/European Respiratory Society statement: asthma control and exacerbations: standardizing endpoints for clinical asthma trials and clinical practice. Am J Respir Crit Care Med 2009; 180: 59–99.

11. Lötvall J, Akdis CA, Bacharier LB, et al. Asthma endotypes: a new approach to classification of disease entities within the asthma syndrome. J Allergy Clin Immunol 2011; 127: 355–360.

12. Auffray C, Adcock IM, Chung KF, et al. An integrative systems biology approach to understanding pulmonary diseases. Chest 2010; 137: 1410–1416.

13. Frey U, Suki B. Complexity of chronic asthma and chronic obstructive pulmonary disease: implications for risk assessment, and disease progression and control. Lancet 2008; 372: 1088-1099.

14. Haldar P, Pavord ID, Shaw DE, et al. Cluster analysis and clinical asthma phenotypes. Am J Respir Crit Care Med 2008; 178: 218-224.

15. Moore WC, Meyers DA, Wenzel SE, et al. Identification of asthma phenotypes using cluster analysis in the Severe Asthma Research Program. Am J Respir Crit Care Med 2010; 181: 315-323.

16. Fitzpatrick AM, Teague WG, Meyers DA, et al. Heterogeneity of severe asthma in childhood: confirmation by cluster analysis of children in the National Institutes of Health/National Heart, Lung, and Blood Institute Severe Asthma Research Program. J Allergy Clin Immunol 2011; 127: 382-389.

17. Miranda C, Busacker A, Balzar S, et al. Distinguishing severe asthma phenotypes: role of age at onset and eosinophilic inflammation. J Allergy Clin Immunol 2004; 113: 101-108.

18. Wenzel SE, Schwartz LB, Langmack EL, et al. Evidence that severe asthma can be divided pathologically into two inflammatory subtypes with distinct physiologic and clinical characteristics. Am J Respir Crit Care Med 1999; 160: 1001-1008.

19. Wenzel SE, Balzar S, Ampleford E, et al. IL4R alpha mutations are associated with asthma exacerbations and mast cell/IgE expression. Am J Respir Crit Care Med 2007; 175: 570-576.

20. Li X, Howard TD, Zheng SL, et al. Genome-wide association study of asthma identifies RAD50-IL13 and HLA-DR/ DQ regions. J Allergy Clin Immunol 2010; 125: 328-335.

21. Haselkorn T, Zeiger RS, Chipps BE, et al. Recent asthma exacerbations predict future exacerbations in children with severe or difficult-to-treat asthma. J Allergy Clin Immunol 2009; 124: 921-927.

22. Moffatt MF, Gut IG, Demenais F, et al. A large-scale, consortium-based genomewide association study of asthma. N Engl J Med 2010; 363: 1211-1221.

23. ten Brinke A, Zwinderman AH, Sterk PJ, et al. Factors associated with persistent airflow limitation in severe asthma. Am J Respir Crit Care Med 2001; 164: 744-748.

24. ten Brinke A, van Dissel JT, Sterk PJ, et al. Persistent airflow limitation in adult-onset nonatopic asthma is associated with serologic evidence of Chlamydia pneumoniae infection. J Allergy Clin Immunol 2001; 107: 449-454.

25. Stern DA, Morgan WJ, Halonen M, et al. Wheezing and bronchial hyper-responsiveness in early childhood as predictors of newly diagnosed asthma in early adulthood: a longitudinal birth-cohort study. Lancet 2008; 372: 1058-1064.

26. Henneberger PK, Mirabelli MC, Kogevinas M, et al. The occupational contribution to severe exacerbation of asthma. Eur Respir J 2010; 36: 743-750.

27. Holguin F, Bleecker ER, Busse WW, et al. Obesity and asthma: an association modified by age of asthma onset. J Allergy Clin Immunol 2011; 127: 1486-1493.

28. Dixon AE, Pratley RE, Forgione PM, et al. Effects of obesity and bariatric surgery on airway hyperresponsiveness, asthma control, and inflammation. J Allergy Clin Immunol 2011; 128: 508-515.

29. Chaudhuri R, Livingston E, McMahon AD, et al. Effects of smoking cessation on lung function and airway inflammation in smokers with asthma. Am J Respir Crit Care Med 2006; 174: 127-133.

30. Comhair SA, Gaston BM, Ricci KS, et al. Detrimental effects of environmental tobacco smoke in relation to asthma severity. PLoS One 2011; 6: e18574.

31. Peters-Golden M, Swern A, Bird SS, et al. Influence of body mass index on the response to asthma controller agents. Eur Respir J 2006; 27: 495-503.

32. Lazarus SC, Chinchilli VM, Rollings NJ, et al. Smoking affects response to inhaled corticosteroids or leukotriene receptor antagonists in asthma. Am J Respir Crit Care Med 2007; 175: 783-790.

33. ten Brinke A, Sterk PJ, Masclee AA, et al. Risk factors of frequent exacerbations in difficult-to-treat asthma. Eur Respir J 2005; 26: 812-818.

34. Knutsen AP, Bush RK, Demain JG, et al. Fungi and allergic lower respiratory tract diseases. J Allergy Clin Immunol 2012; 129: 280-291.

35. Vicencio AG, Muzumdar H, Tsirilakis K, et al. Severe asthma with fungal sensitization in a child: response to itraconazole therapy. Pediatrics 2010; 125: e1255-e1258.

36. Torgerson DG, Ampleford EJ, Chiu GY, et al. Meta-analysis of genome-wide association studies of asthma in ethnically diverse North American populations. Nat Genet 2011; 43: 887-892.

37. Forno E, Lasky-Su J, Himes B, et al. Genome-wide association study of the age of onset of childhood asthma. J Allergy Clin Immunol 2012; 130: 83-90.

38. Hawkins GA, Robinson MB, Hastie AT, et al. The IL6R variation Asp (358) Ala is a potential modifier of lung function in subjects with asthma. J Allergy Clin Immunol 2012; 130: 510-515.

39. Li X, Howard TD, Moore WC, et al. Importance of hedgehog interacting protein and other lung function genes in asthma. J Allergy Clin Immunol 2011; 127: 1457-1465.

40. Tantisira KG, Lasky-Su J, Harada M, et al. Genomewide association between GLCCI1 and response to glucocorticoid therapy in asthma. N Engl J Med 2011; 365: 1173-1183.

41. Slager RE, Otulana BA, Hawkins GA, et al. IL-4 receptor polymorphisms predict reduction in asthma exacerbations during response to an anti-IL-4 receptor α antagonist. J Allergy Clin Immunol 2012; 130: 516-522.

42. Mattes J, Collison A, Plank M, et al. Antagonism of microRNA-126 suppresses the effector function of TH2 cells and the development of allergic airways disease. Proc Natl Acad Sci USA 2009; 106: 18704-18709.

43. Collison A, Mattes J, Plank M, et al. Inhibition of house dust mite-induced allergic airways disease by antagonism of microRNA-145 is comparable to glucocorticoid treatment. J Allergy Clin Immunol 2011; 128: 160-167.

44. Tsitsiou E, Williams AE, Moschos SA, et al. Transcriptome analysis shows activation of circulating CD8$^+$ T cells in patients with severe asthma. J Allergy Clin Immunol 2012; 129: 95-103.

45. Simpson JL, Scott RJ, Boyle MJ, et al. Differential proteolytic enzyme activity in eosinophilic and neutrophilic asthma. Am J Respir Crit Care Med 2005; 172: 559-565.

46. Simpson JL, Scott R, Boyle MJ, et al. Inflammatory subtypes in asthma: assessment and identification using induced sputum. Respirology 2006; 11: 54-61.

47. Lex C, Ferreira F, Zacharasiewicz A, et al. Airway eosinophilia in children with severe asthma: predictive values of noninvasive tests. Am J Respir Crit Care Med 2006; 174: 1286-1291.

48. Hastie AT, Moore WC, Meyers DA, et al. Analyses of asthma severity phenotypes and inflammatory proteins in subjects stratified by sputum granulocytes. J Allergy Clin Immunol 2010; 125: 1028-1036.

49. Jatakanon A, Lalloo UG, Lim S, et al. Increased neutrophils and cytokines, TNF-α and IL-8, in induced sputum of non-asthmatic patients with chronic dry cough. Thorax 1999; 54: 234-237.

50. Louis R, Lau LC, Bron AO, et al. The relationship between airways inflammation and asthma severity. Am J Respir Crit Care Med 2000; 161: 9-16.

51. Al-Samri MT, Benedetti A, Préfontaine D, et al. Variability of sputum inflammatory cells in asthmatic patients receiving corticosteroid therapy: a prospective study using multiple samples. J Allergy Clin Immunol 2010; 125: 1161-1163.

52. van Veen IH, Ten Brinke A, Gauw SA, et al. Consistency of sputum eosinophilia in difficult-to-treat asthma: a 5-year follow-up study. J Allergy Clin Immunol 2009; 124: 615-617.

53. Fleming L, Tsartsali L, Wilson N, et al. Sputum inflammatory phenotypes are not stable in children with asthma. Thorax 2012; 67: 675-681.

54. Chakir J, Hamid Q, Bossé M, et al. Bronchial inflammation in corticosteroid-sensitive and corticosteroid-resistant asthma at baseline and on oral corticosteroid treatment. Clin Exp Allergy 2002; 32: 578-582.

55. Lemiére C, Ernst P, Olivenstein R, et al. Airway inflammation assessed by invasive and noninvasive means in severe asthma: eosinophilic and noneosinophilic phenotypes. J Allergy Clin Immunol 2006; 118: 1033-1039.

56. Pavord ID, Korn S, Howarth P, et al. Mepolizumab for severe eosinophilic asthma (DREAM) : a multicentre, double-blind, placebo-controlled trial. Lancet 2012; 380: 651-659.

57. Castro M, Mathur S, Hargreave F, et al. Reslizumab for poorly controlled, eosinophilic asthma: a randomized, placebo-controlled study. Am J Respir Crit Care Med 2011; 184: 1125-1132.

58. Nair P, Pizzichini MM, Kjarsgaard M, et al. Mepolizumab for prednisone-dependent asthma with sputum eosinophilia. N Engl J Med 2009; 360: 985-993.

59. Corren J, Lemanske RF, Hanania NA, et al. Lebrikizumab treatment in adults with asthma. N Engl J Med 2011; 365: 1088-1098.

60. Piper E, Brightling C, Niven R, et al. A phase II placebo-controlled study of tralokinumab in moderate-to-severe asthma. Eur Respir J 2013; 41: 330-338.

61. Bossley CJ, Fleming L, Gupta A, et al. Pediatric severe asthma is characterized by eosinophilia and remodeling without T (H) 2 cytokines. J Allergy Clin Immunol 2012; 129: 974-982.

62. Fitzpatrick AM, Higgins M, Holguin F, et al. The molecular phenotype of severe asthma in children. J Allergy Clin Immunol 2010; 125: 851-857.

63. Dougherty RH, Sidhu SS, Raman K, et al. Accumulation of intraepithelial mast cells with a unique protease phenotype in T (H) 2-high asthma. J Allergy Clin Immunol 2010; 125: 1046-1053.

64. Brightling CE, Bradding P, Symon FA, et al. Mast-cell infiltration of airway smooth muscle in asthma. N Engl J Med 2002; 346: 1699-1705.

65. Balzar S, Fajt ML, Comhair SA, et al. Mast cell phenotype, location, and activation in severe asthma. Data from the Severe Asthma Research Program. Am J Respir Crit Care Med 2011; 183: 299-309.

66. Shannon J, Ernst P, Yamauchi Y, et al. Differences in airway cytokine profile in severe asthma compared to moderate asthma. Chest 2008; 133: 420-426.

67. Nguyen LT, Lim S, Oates T, et al. Increase in airway neutrophils after oral but not inhaled corticosteroid therapy in mild asthma. Respir Med 2005; 99: 200-207.

68. McKinley L, Alcorn JF, Peterson A, et al. TH17 cells mediate steroid-resistant airway inflammation and airway hyperresponsiveness in mice. J Immunol 2008; 181: 4089-4097.

69. Lajoie S, Lewkowich IP, Suzuki Y, et al. Complement-mediated regulation of the IL-17A axis is a central genetic determinant of the severity of experimental allergic asthma. Nat Immunol 2010; 11: 928-935.

70. Al-Ramli W, Préfontaine D, Chouiali F, et al. T (H) 17-associated cytokines (IL-17A and IL-17F) in severe asthma. J Allergy Clin Immunol 2009; 123: 1185-1187.

71. Macedo P, Hew M, Torrego A, et al. Inflammatory biomarkers in airways of patients with severe asthma compared with non-severe asthma. Clin Exp Allergy 2009; 39: 1668-1676.

72. Fens N, Roldaan AC, van der Schee MP, et al. External validation of exhaled breath profiling using an electronic nose in the discrimination of asthma with fixed airways obstruction and chronic obstructive pulmonary disease. Clin Exp Allergy 2011; 41: 1371-1378.

73. Fens N, de Nijs SB, Peters S, et al. Exhaled air molecular profiling in relation to inflammatory subtype and activity in COPD. Eur Respir J 2011; 38: 1301-1309.

74. Dweik RA, Boggs PB, Erzurum SC, et al. An official ATS clinical practice guideline: interpretation of exhaled nitric oxide levels (FeNO) for clinical applications. Am J Respir Crit Care Med 2011; 184: 602-615.

75. Stirling RG, Kharitonov SA, Campbell D, et al. Increase in exhaled nitric oxide levels in patients with difficult asthma and correlation with symptoms and disease severity despite treatment with oral and inhaled corticosteroids. Asthma and Allergy Group. Thorax 1998; 53: 1030-1034.

76. Dweik RA, Sorkness RL, Wenzel S, et al. Use of exhaled nitric oxide measurement to identify a reactive, at-risk phenotype among patients with asthma. Am J Respir Crit Care Med 2010; 181: 1033-1041.

77. Jackson DJ, Gangnon RE, Evans MD, et al. Wheezing rhinovirus illnesses in early life predict asthma development in high-risk children. Am J Respir Crit Care Med 2008; 178: 667-672.

78. Wos M, Sanak M, Soja J, et al. The presence of rhinovirus in lower airways of patients with bronchial asthma. Am J Respir Crit Care Med 2008; 177: 1082-1089.

79. Turchiarelli V, Schinkel J, Molenkamp R, et al. Repeated virus identification in the airways of patients with mild and severe asthma during prospective follow-up. Allergy 2011; 66: 1099-1106.

80. Kowalski ML, Cieslak M, Pérez-Novo CA, et al. Clinical and immunological determinants of severe/refractory asthma (SRA): association with Staphylococcal superantigen-specific IgE antibodies. Allergy 2011; 66: 32-38.

81. Pasternack R, Huhtala H, Karjalainen J. Chlamydophila (Chlamydia) pneumoniae serology and asthma in adults: a longitudinal analysis. J Allergy Clin Immunol 2005; 116: 1123-1128.

82. Hilty M, Burke C, Pedro H, et al. Disordered microbial communities in asthmatic airways. PLoS One 2010; 5: e8578.

83. Zhang Q, Illing R, Hui CK, et al. Bacteria in sputum of stable severe asthma and increased airway wall thickness. Respir Res 2012; 13: 35.

84. Huynh ML, Malcolm KC, Kotaru C, et al. Defective apoptotic cell phagocytosis attenuates prostaglandin E2 and 15-hydroxyeicosatetraenoic acid in severe asthma alveolar macrophages. Am J Respir Crit Care Med 2005; 172: 972-979.

85. Fitzpatrick AM, Holguin F, Teague WG, et al. Alveolar macrophage phagocytosis is impaired in children with poorly controlled asthma. J Allergy Clin Immunol 2008; 121: 1372-1378.

86. Wark PA, Johnston SL, Bucchieri F, et al. Asthmatic bronchial epithelial cells have a deficient innate immune response to infection with rhinovirus. J Exp Med 2005; 201: 937-947.

87. Chu HW, Thaikoottathil J, Rino JG, et al. Function and regulation of SPLUNC1 protein in Mycoplasma infection and allergic inflammation. J Immunol 2007; 179: 3995-4002.

88. Beisswenger C, Kandler K, Hess C, et al. Allergic airway inflammation inhibits pulmonary antibacterial host defense. J Immunol 2006; 177: 1833-1837.

89. Doe C, Bafadhel M, Siddiqui S, et al. Expression of the T helper 17-associated cytokines IL-17A and IL-17F in asthma and COPD. Chest 2010; 138: 1140-1147.

90. Shikotra A, Choy DF, Ohri CM, et al. Increased expression of immunoreactive thymic stromal lymphopoietin in patients with severe asthma. J Allergy Clin Immunol 2012; 129: 104-111.

91. Yamamoto M, Tochino Y, Chibana K, et al. Nitric oxide and related enzymes in asthma: relation to severity, enzyme function and inflammation. Clin Exp Allergy 2011; 42: 760-768.

92. Stern G, de Jongste J, van der Valk R, et al. Fluctuation phenotyping based on daily fraction of exhaled nitric oxide values in asthmatic children. J Allergy Clin Immunol 2011; 128: 293-300.

93. van Veen IH, Ten Brinke A, Sterk PJ, et al. Exhaled nitric oxide predicts lung function decline in difficult-to-treat asthma. Eur Respir J 2008; 32: 344-349.

94. Greenwald R, Fitzpatrick AM, Gaston B, et al. Breath formate is a marker of airway S-nitrosothiol depletion in severe asthma. PLoS One 2010; 5: e11919.

95. Comhair SA, Ricci KS, Arroliga M, et al. Correlation of systemic superoxide dismutase deficiency to airflow obstruction in asthma. Am J Respir Crit Care Med 2005; 172: 306-313.

96. Berry MA, Hargadon B, Shelley M, et al. Evidence of a role of tumor necrosis factor α in refractory asthma. N Engl J Med 2006; 354: 697-708.

97. Brasier AR, Victor S, Ju H, et al. Predicting intermediate phenotypes in asthma using bronchoalveolar lavagederived cytokines. Clin Transl Sci 2010; 3: 147-157.

98. Baines KJ, Simpson JL, Wood LG, et al. Transcriptional phenotypes of asthma defined by gene expression profiling of induced sputum samples. J Allergy Clin Immunol 2011; 127: 153-160.

99. Wenzel SE, Barnes PJ, Bleecker ER, et al. A randomized, double-blind, placebo-controlled study of tumor necrosis factor-α blockade in severe persistent asthma. Am J Respir Crit Care Med 2009; 179: 549-558.

100. Vachier I, Bonnans C, Chavis C, et al. Severe asthma is associated with a loss of LX4, an endogenous antiinflammatory compound. J Allergy Clin Immunol 2005; 115: 55-60.

101. Levy BD, Bonnans C, Silverman ES, et al. Diminished lipoxin biosynthesis in severe asthma. Am J Respir Crit Care Med 2005; 172: 824-830.

102. Bhavsar PK, Levy BD, Hew MJ, et al. Corticosteroid suppression of lipoxin A4 and leukotriene B4 from alveolar macrophages in severe asthma. Respir Res 2010; 11: 71.

103. Tillie-Leblond I, de Blic J, Jaubert F, et al. Airway remodeling is correlated with obstruction in children with severe asthma. Allergy 2008; 63: 533-541.

104. Cohen L, Xueping E, Tarsi J, et al. Epithelial cell proliferation contributes to airway remodeling in severe asthma. Am J Respir Crit Care Med 2007; 176: 138-145.

105. Gras D, Bourdin A, Vachier I, et al. An ex vivo model of severe asthma using reconstituted human bronchial epithelium. J Allergy Clin Immunol 2012; 129: 1259-1266.

106. James AL, Bai TR, Mauad T, et al. Airway smooth muscle thickness in asthma is related to severity but not duration of asthma. Eur Respir J 2009; 34: 1040-1045.

107. Kaminska M, Foley S, Maghni K, et al. Airway remodeling in subjects with severe asthma with or without chronic persistent airflow obstruction. J Allergy Clin Immunol 2009; 124: 45-51.

108. Hassan M, Jo T, Risse PA, et al. Airway smooth muscle remodeling is a dynamic process in severe long-standing asthma. J Allergy Clin Immunol 2010; 125: 1037-1045.

109. Komakula S, Khatri S, Mermis J, et al. Body mass index is associated with reduced exhaled nitric oxide and higher exhaled 8-isoprostanes in asthmatics. Respir Res 2007; 8: 32.

110. Saunders R, Siddiqui S, Kaur D, et al. Fibrocyte localization to the airway smooth muscle is a feature of asthma. J Allergy Clin Immunol 2009; 123: 376-384.

111. Wang CH, Huang CD, Lin HC, et al. Increased circulating fibrocytes in asthma with chronic airflow obstruction. Am J Respir Crit Care Med 2008; 178: 583-591.

112. Payne DN, Rogers AV, Adelroth E, et al. Early thickening of the reticular basement membrane in children with difficult asthma. Am J Respir Crit Care Med 2003; 167: 78-82.

113. Bourdin A, Neveu D, Vachier I, et al. Specificity of basement membrane thickening in severe asthma. J Allergy Clin Immunol 2007; 119: 1367-1374.

114. Dolhnikoff M, da Silva LF, de Araujo BB, et al. The outer wall of small airways is a major site of remodeling in fatal asthma. J Allergy Clin Immunol 2009; 123: 1090-1097.

115. Gupta S, Siddiqui S, Haldar P, et al. Qualitative analysis of high-resolution CT scans in severe asthma. Chest 2009; 136: 1521-1528.

116. Aysola RS, Hoffman EA, Gierada D, et al. Airway remodeling measured by multidetector CT is increased in severe asthma and correlates with pathology. Chest 2008; 134: 1183-1191.

117. Busacker A, Newell JD Jr, Keefe T, et al. A multivariate analysis of risk factors for the air-trapping asthmatic phenotype as measured by quantitative CT analysis. Chest 2009; 135: 48-56.

118. Saglani S, Papaioannou G, Khoo L, et al. Can HRCT be used as a marker of airway remodelling in children with difficult asthma? Respir Res 2006; 7: 46.

119. de Lange EE, Altes TA, Patrie JT, et al. Evaluation of asthma with hyperpolarized helium-3 MRI: correlation with clinical severity and spirometry. Chest 2006; 130: 1055-1062.

120. The ENFUMOSA Study Group. The ENFUMOSA cross-sectional European multicentre study of the clinical phenotype of chronic severe asthma. Eur Respir J 2003; 22: 470-477.

121. in 't Veen JC, Beekman AJ, Bel EH, et al. Recurrent exacerbations in severe asthma are associated with enhanced airway closure during stable episodes. Am J Respir Crit Care Med 2000; 161: 1902-1906.

122. Sorkness RL, Bleecker ER, Busse WW, et al. Lung function in adults with stable but severe asthma: air trapping and incomplete reversal of obstruction with bronchodilation. J Appl Physiol 2008; 104: 394-403.

123. Vignola AM, Riccobono L, Mirabella A, et al. Sputum metalloproteinase-9/tissue inhibitor of metalloproteinase-1 ratio correlates with airflow obstruction in asthma and chronic bronchitis. Am J Respir Crit Care Med 1998; 158: 1945-1950.

124. Bumbacea D, Campbell D, Nguyen L, et al. Parameters associated with persistent airflow obstruction in chronic severe asthma. Eur Respir J 2004; 24: 122-128.

125. Thamrin C, Nydegger R, Stern G, et al. Associations between fluctuations in lung function and asthma control in two populations with differing asthma severity. Thorax 2011; 66: 1036-1042.

126. Lee JH, Haselkorn T, Borish L, et al. Risk factors associated with persistent airflow limitation in severe or difficultto- treat asthma: insights from the TENOR study. Chest 2007; 132: 1882-1889.

127. Gelb AF, Schein A, Nussbaum E, et al. Risk factors for near-fatal asthma. Chest 2004; 126: 1138-1146.

128. Mauad T, Silva LF, Santos MA, et al. Abnormal alveolar attachments with decreased elastic fiber content in distal lung in fatal asthma. Am J Respir Crit Care Med 2004; 170: 857-862.

129. Frey U, Brodbeck T, Majumdar A, et al. Risk of severe asthma episodes predicted from fluctuation analysis of airway function. Nature 2005; 438: 667-670.

130. Thamrin C, Zindel J, Nydegger R, et al. Predicting future risk of asthma exacerbations using individual conditional probabilities. J Allergy Clin Immunol 2011; 127: 1494-1502.

131. Robinson DS, Campbell DA, Durham SR, et al. Systematic assessment of difficult-to-treat asthma. Eur Respir J 2003; 22: 478-483.

132. Aaron SD, Vandemheen KL, Boulet LP, et al. Overdiagnosis of asthma in obese and nonobese adults. CMAJ 2008; 179: 1121-1131.

133. Pakhale S, Doucette S, Vandemheen K, et al. A comparison of obese and nonobese people with asthma: exploring an asthma-obesity interaction. Chest, 137: 1316-1323.

134. Standards for the diagnosis and care of patients with chronic obstructive pulmonary disease (COPD) and asthma. This official statement of the American Thoracic Society was adopted by the ATS Board of Directors, November 1986. Am Rev Respir Dis 1987; 136: 225-244.

135. Fitzpatrick AM, Gaston BM, Erzurum SC, et al. Features of severe asthma in school-age children: atopy and increased exhaled nitric oxide. J Allergy Clin Immunol 2006; 118: 1218-1225.

136. Simon MR, Chinchilli VM, Phillips BR, et al. Forced expiratory flow between 25% and 75% of vital capacity and FEV_1/forced vital capacity ratio in relation to clinical and physiological parameters in asthmatic children with normal FEV_1 values. J Allergy Clin Immunol 2010; 126: 527-534.

137. Heaney LG, Conway E, Kelly C, et al. Predictors of therapy resistant asthma: outcome of a systematic evaluation protocol. Thorax 2003; 58: 561-566.

138. Bracken M, Fleming L, Hall P, et al. The importance of nurse-led home visits in the assessment of children with problematic asthma. Arch Dis Child 2009; 94: 780-784.

139. Bush A, Saglani S. Management of severe asthma in children. Lancet 2010; 376: 814-825.

140. Gamble J, Stevenson M, Heaney LG. A study of a multi-level intervention to improve non-adherence in difficult to control asthma. Respir Med 2011; 105: 1308-1315.

141. Moore WC, Bleecker ER, Curran-Everett D, et al. Characterization of the severe asthma phenotype by the National Heart, Lung, and Blood Institute's Severe Asthma Research Program. J Allergy Clin Immunol 2007; 119: 405-413.

142. Bossley CJ, Saglani S, Kavanagh C, et al. Corticosteroid responsiveness and clinical characteristics in childhood difficult asthma. Eur Respir J 2009; 34: 1052-1059.

143. Morgan WJ, Crain EF, Gruchalla RS, et al. Results of a home-based environmental intervention among urban children with asthma. N Engl J Med 2004; 351: 1068-1080.

144. ten Brinke A, Grootendorst DC, Schmidt JT, et al. Chronic sinusitis in severe asthma is related to sputum eosinophilia. J Allergy Clin Immunol 2002; 109: 621-626.

145. Good JT Jr, Kolakowski CA, Groshong SD, et al. Refractory asthma: importance of bronchoscopy to identify phenotypes and direct therapy. Chest 2012; 141: 599-606.

146. Mastronarde JG, Anthonisen NR, Castro M, et al. Efficacy of esomeprazole for treatment of poorly controlled asthma. N Engl J Med 2009; 360: 1487-1499.

147. Holbrook JT, Wise RA, Gold BD, et al. Lansoprazole for children with poorly controlled asthma: a randomized controlled trial. JAMA 2012; 307: 373-381.

148. Friedman MS, Powell KE, Hutwagner L, et al. Impact of changes in transportation and commuting behaviors during the 1996 Summer Olympic Games in Atlanta on air quality and childhood asthma. JAMA 2001; 285: 897-905.

149. Vamos M, Kolbe J. Psychological factors in severe chronic asthma. Aust NZ J Psychiatry 1999; 33: 538-544.

150. Sales J, Fivush R, Teague GW. The role of parental coping in children with asthma's psychological well-being and asthma-related quality of life. J Pediatr Psychol 2008; 33: 208-219.

151. Heaney LG, Conway E, Kelly C, et al. Prevalence of psychiatric morbidity in a difficult asthma population: relationship to asthma outcome. Respir Med 2005; 99: 1152-1159.

152. Yorke J, Fleming SL, Shuldham CM. Psychological interventions for adults with asthma. Cochrane Database Syst Rev 2006; CD002982.

153. Green RH, Brightling CE, McKenna S, et al. Asthma exacerbations and sputum eosinophil counts: a randomised controlled trial. Lancet 2002; 360: 1715-1721.

154. Pavord ID, Brightling CE, Woltmann G, et al. Non-eosinophilic corticosteroid unresponsive asthma. Lancet 1999; 353: 2213-2214.

155. Woodruff PG, Modrek B, Choy DF, et al. T-helper type 2-driven inflammation defines major subphenotypes of asthma. Am J Respir Crit Care Med 2009; 180: 388-395.

156. Horn BR, Robin ED, Theodore J, et al. Total eosinophil counts in the management of bronchial asthma. N Engl J Med 1975; 292: 1152-1155.

157. Haldar P, Brightling CE, Hargadon B, et al. Mepolizumab and exacerbations of refractory eosinophilic asthma. N Engl J Med 2009; 360: 973-984.

158. Fleming L, Wilson N, Regamey N, et al. Use of sputum eosinophil counts to guide management in children with severe asthma. Thorax 2012; 67: 193-198.

159. Kips JC, O'Connor BJ, Langley SJ, et al. Effect of SCH55700, a humanized anti-human interleukin-5 antibody, in severe persistent asthma: a pilot study. Am J Respir Crit Care Med 2003; 167: 1655-1659.

160. Corren J, Busse W, Meltzer EO, et al. A randomized, controlled, phase 2 study of AMG 317, an IL-4Rα antagonist, in patients with asthma. Am J Respir Crit Care Med 2010; 181: 788-796.

161. Humbert M, de Blay F, Garcia G, et al. Masitinib, a c-kit/PDGF receptor tyrosine kinase inhibitor, improves disease control in severe corticosteroid-dependent asthmatics. Allergy 2009; 64: 1194-1201.

162. Busse WW, Israel E, Nelson HS, et al. Daclizumab improves asthma control in patients with moderate to severe persistent asthma: a randomized, controlled trial. Am J Respir Crit Care Med 2008; 178: 1002-1008.

163. Nair P, Gaga M, Zervas E, et al. Safety and efficacy of a CXCR2 antagonist in patients with severe asthma and sputum neutrophils: a randomized, placebo controlled clinical trial. Clin Exp Allergy 2012; 42: 1097-1103.

164. ten Brinke A, Zwinderman AH, Sterk PJ, et al. "Refractory" eosinophilic airway inflammation in severe asthma: effect of parenteral corticosteroids. Am J Respir Crit Care Med 2004; 170: 601-.605.

165. Ogirala RG, Aldrich TK, Prezant DJ, et al. High-dose intramuscular triamcinolone in severe, chronic, life-threatening asthma. N Engl J Med 1991; 324: 585-589.

166. Bhavsar P, Hew M, Khorasani N, et al. Relative corticosteroid insensitivity of alveolar macrophages in severe asthma compared with non-severe asthma. Thorax 2008; 63: 784-790.

167. Hew M, Bhavsar P, Torrego A, et al. Relative corticosteroid insensitivity of peripheral blood mononuclear cells in severe asthma. Am J Respir Crit Care Med 2006; 174: 134-141.

168. Goleva E, Hauk PJ, Hall CF, et al. Corticosteroid-resistant asthma is associated with classical antimicrobial activation of airway macrophages. J Allergy Clin Immunol 2008; 122: 550-559.

169. Chang PJ, Bhavsar PK, Michaeloudes C, et al. Corticosteroid insensitivity of chemokine expression in airway smooth muscle of severe asthma. J Allergy Clin Immunol 2012; 130: 877-885.

170. Sutherland ER, Goleva E, Strand M, et al. Body mass and glucocorticoid response in asthma. Am J Respir Crit Care Med 2008; 178: 682-687.

171. Chalmers GW, MacLeod KJ, Little SA, et al. Influence of cigarette smoking on inhaled corticosteroid treatment in mild asthma. Thorax 2002; 57: 226-230.

172. Xystrakis E, Kusumakar S, Boswell S, et al. Reversing the defective induction of IL-10-secreting regulatory T cells in glucocorticoid-resistant asthma patients. J Clin Invest 2006; 116: 146-155.

173. Gupta A, Sjoukes A, Richards D, et al. Relationship between serum vitamin D, disease severity, and airway remodeling in children with asthma. Am J Respir Crit Care Med 2011; 184: 1342-1349.

174. Berry M, Morgan A, Shaw DE, et al. Pathological features and inhaled corticosteroid response of eosinophilic and non-eosinophilic asthma. Thorax 2007; 62: 1043-1049.

175. Jatakanon A, Uasuf C, Maziak W, et al. Neutrophilic inflammation in severe persistent asthma. Am J Respir Crit Care Med 1999; 160: 1532-1539.

176. McGrath KW, Icitovic N, Boushey HA, et al. A large subgroup of mild-to-moderate asthma is persistently noneosinophilic. Am J Respir Crit Care Med 2012; 185: 612-619.

177. Ito K, Chung KF, Adcock IM. Update on glucocorticoid action and resistance. J Allergy Clin Immunol 2006; 117: 522-543.

178. Hew M, Chung KF. Corticosteroid insensitivity in severe asthma: significance, mechanisms and aetiology. Intern Med J 2010; 40: 323-334.

179. Davies H, Olson L, Gibson P. Methotrexate as a steroid sparing agent for asthma in adults. Cochrane Database Syst Rev, 2000: CD000391.

180. Nierop G, Gijzel WP, Bel EH, et al. Auranofin in the treatment of steroid dependent asthma: a double blind study. Thorax 1992; 47: 349-354.

181. Lock SH, Kay AB, Barnes NC. Double-blind, placebo-controlled study of cyclosporin A as a corticosteroid-sparing agent in corticosteroid-dependent asthma. Am J Respir Crit Care Med 1996; 153: 509-514.

182. Salmun LM, Barlan I, Wolf HM, et al. Effect of intravenous immunoglobulin on steroid consumption in patients with severe asthma: a double-blind, placebo-controlled, randomized trial. J Allergy Clin Immunol 1999; 103: 810-815.

183. Kishiyama JL, Valacer D, Cunningham-Rundles C, et al. A multicenter, randomized, double-blind, placebocontrolled trial of high-dose intravenous immunoglobulin for oral corticosteroid-dependent asthma. Clin Immunol 1999; 91: 126-133.

184. Adams NP, Bestall JC, Jones P, et al. Fluticasone at different doses for chronic asthma in adults and children. Cochrane Database Syst Rev 2008; CD003534.

185. Bateman ED, Boushey HA, Bousquet J, et al. Can guideline-defined asthma control be achieved? The Gaining Optimal Asthma ControL study. Am J Respir Crit Care Med 2004; 170: 836-844.

186. Oborne J, Mortimer K, Hubbard RB, et al. Quadrupling the dose of inhaled corticosteroid to prevent asthma exacerbations: a randomized, double-blind, placebo-controlled, parallel-group clinical trial. Am J Respir Crit Care Med 2009; 180: 598-602.

187. Reddel HK, Barnes DJ, Exacerbation Advisory Panel. Pharmacological strategies for self-management of asthma exacerbations. Eur Respir J 2006; 28: 182-199.

188. Allen DB, Bielory L, Derendorf H, et al. Inhaled corticosteroids: past lessons and future issues. J Allergy Clin Immunol 2003; 112: Suppl. 3, S1-S40.

189. van Staa TP, Cooper C, Leufkens HG, et al. Children and the risk of fractures caused by oral corticosteroids. J Bone Miner Res 2003; 18: 913-918.

190. Allen DB, Mullen M, Mullen B. A meta-analysis of the effect of oral and inhaled corticosteroids on growth. J Allergy Clin Immunol 1994; 93: 967-976.

191. Pedersen S. Do inhaled corticosteroids inhibit growth in children? Am J Respir Crit Care Med 2001; 164: 521-535.

192. Allen DB. Effects of inhaled steroids on growth, bone metabolism and adrenal function. Expert Rev Respir Med 2007; 1: 65-74.

193. Sin DD, Sutherland ER. Obesity and the lung: 4. Obesity and asthma. Thorax 2008; 63: 1018-1023.

194. Kelly HW, Sternberg AL, Lescher R, et al. Effect of inhaled glucocorticoids in childhood on adult height. N Engl J Med 2012; 367: 904-912.

195. Grossman JM, Gordon R, Ranganath VK, et al. American College of Rheumatology 2010 recommendations for the prevention and treatment of glucocorticoid-induced osteoporosis. Arthritis Care Res (Hoboken) 2010; 62: 1515-1526.

196. Brutsche MH, Brutsche IC, Munawar M, et al. Comparison of pharmacokinetics and systemic effects of inhaled fluticasone propionate in patients with asthma and healthy volunteers: a randomised crossover study. Lancet 2000; 356: 556-561.

197. Pedersen SE, Bateman ED, Bousquet J, et al. Determinants of response to fluticasone propionate and salmeterol/ fluticasone propionate combination in the Gaining Optimal Asthma controL study. J Allergy Clin Immunol 2007; 120: 1036-1042.

198. Lemanske RF Jr, Mauger DT, Sorkness CA, et al. Step-up therapy for children with uncontrolled asthma receiving inhaled corticosteroids. N Engl J Med 2010; 362: 975-985.

199. Ayres J, Fish DR, Wheeler DC, et al. Subcutaneous terbutaline and control of brittle asthma or appreciable morning dipping. Br Med J (Clin Res Ed) 1984; 288: 1715-1716.

200. Lai CK, Twentyman OP, Holgate ST. The effect of an increase in inhaled allergen dose after rimiterol hydrobromide on the occurrence and magnitude of the late asthmatic response and the associated change in nonspecific bronchial responsiveness. Am Rev Respir Dis 1989; 140: 917-923.

201. Aldridge RE, Hancox RJ, Robin Taylor D, et al. Effects of terbutaline and budesonide on sputum cells and bronchial hyperresponsiveness in asthma. Am J Respir Crit Care Med 2000; 161: 1459-1464.

202. Lazarus SC, Boushey HA, Fahy JV, et al. Long-acting β_2-agonist monotherapy vs continued therapy with inhaled corticosteroids in patients with persistent asthma: a randomized controlled trial. JAMA 2001; 285: 2583-2593.

203. Taylor DR, Sears MR, Herbison GP, et al. Regular inhaled beta agonist in asthma: effects on exacerbations and lung function. Thorax 1993; 48: 134-138.

204. Suissa S, Ernst P, Boivin JF, et al. A cohort analysis of excess mortality in asthma and the use of inhaled β-agonists. Am J Respir Crit Care Med 1994; 149: 604-610.

205. Naqvi M, Tcheurekdjian H, DeBoard JA, et al. Inhaled corticosteroids and augmented bronchodilator responsiveness in Latino and African American asthmatic patients. Ann Allergy Asthma Immunol 2008; 100: 551-557.

206. Wechsler ME, Castro M, Lehman E, et al. Impact of race on asthma treatment failures in the asthma clinical research network. Am J Respir Crit Care Med 2011; 184: 1247-1253.

207. Taylor DR, Hannah D. Management of beta-agonist overuse: why and how? J Allergy Clin Immunol 2008; 122: 836-838.

208. Rodrigo GJ, Castro-Rodriguez JA. Anticholinergics in the treatment of children and adults with acute asthma: a systematic review with meta-analysis. Thorax 2005; 60: 740-746.

209. Teoh L, Cates CJ, Hurwitz M, et al. Anticholinergic therapy for acute asthma in children. Cochrane Database Syst Rev 2012; 4: CD003797.

210. Sears MR, Rea HH, Fenwick J, et al. 75 deaths in asthmatics prescribed home nebulisers. Br Med J 1987; 294: 477-480.

211. Cates CJ, Crilly JA, Rowe BH. Holding chambers (spacers) versus nebulisers for β-agonist treatment of acute asthma. Cochrane Database Syst Rev, 2006: CD000052.

212. Evans DJ, Taylor DA, Zetterstrom O, et al. A comparison of low-dose inhaled budesonide plus theophylline and high-dose inhaled budesonide for moderate asthma. N Engl J Med 1997; 337: 1412-1418.

213. Spears M, Donnelly I, Jolly L, et al. Effect of low-dose theophylline plus beclometasone on lung function in smokers with asthma: a pilot study. Eur Respir J 2009; 33: 1010-1017.

214. Seddon P, Bara A, Ducharme FM, et al. Oral xanthines as maintenance treatment for asthma in children. Cochrane Database Syst Rev, 2006: CD002885.

215. Dahlén B, Nizankowska E, Szczeklik A, et al. Benefits from adding the 5-lipoxygenase inhibitor zileuton to conventional therapy in aspirin-intolerant asthmatics. Am J Respir Crit Care Med 1998; 157: 1187-1194.

216. Dahlén SE, Malmström K, Nizankowska E, et al. Improvement of aspirin-intolerant asthma by montelukast, a leukotriene antagonist: a randomized, double-blind, placebo-controlled trial. Am J Respir Crit Care Med 2002; 165: 9-14.

217. Virchow JC Jr, Prasse A, Naya I, et al. Zafirlukast improves asthma control in patients receiving high-dose inhaled corticosteroids. Am J Respir Crit Care Med 2000; 162: 578-585.

218. Robinson DS, Campbell D, Barnes PJ. Addition of leukotriene antagonists to therapy in chronic persistent asthma: a randomised double-blind placebo-controlled trial. Lancet 2001; 357: 2007-2011.

219. Kerstjens HA, Disse B, Schröder-Babo W, et al. Tiotropium improves lung function in patients with severe uncontrolled asthma: a randomized controlled trial. J Allergy Clin Immunol 2011; 128: 308-314.

220. Peters SP, Kunselman SJ, Icitovic N, et al. Tiotropium bromide step-up therapy for adults with uncontrolled asthma. N Engl J Med 2010; 363: 1715-1726.

221. Kerstjens HA, Engel M, Dahl R, et al. Tiotropium in asthma poorly controlled with standard combination therapy. N Engl J Med 2012; 367: 1198-1207.

222. Flood-Page P, Swenson C, Faiferman I, et al. A study to evaluate safety and efficacy of mepolizumab in patients with moderate persistent asthma. Am J Respir Crit Care Med 2007; 176: 1062-1071.

223. Jia G, Erickson RW, Choy DF, et al. Periostin is a systemic biomarker of eosinophilic airway inflammation in asthmatic patients. J Allergy Clin Immunol 2012; 130: 647-654.

コントロール不良な喘息の基準に関する背景

　「コントロール不良な喘息」の基準は、既に公表されている喘息ガイドラインおよび重症喘息に関するネットワークからの情報に基づいて選択した。

　喘息コントロール質問表（ACQ）スコア 1.5 および喘息コントロールテスト（ACT）スコア 19 をカットオフ値にすることでコントロールが最適でない患者を特定できることを示唆するデータに基づき、ACQ スコア 1.5 以上[注1] および ACT スコア 19 以下[注2] を「コントロール不良喘息」の基準とした。この基準は米国喘息教育予防プログラム（NAEPP）の最新ガイドラインにおける「コントロール不良（not well controlled）」の定義と一致している [1-4]。重度または重篤な増悪（喘息コントロールおよび重症度に関する ERS/ATS 合同委員会による定義に基づく）の頻度が高いと判断する閾値は、米国重症喘息研究プログラム（SARP）において特定された。SARP では、重症喘息患者の 50% 超が経口ステロイド薬の短期投与を頻繁に受けており、30% 近くが過去 1 年間に入院していた。ただし、大部分がその両方ではなく、一方のみを経験していた [5, 6]。

　SARP のクラスター分析データでは、気管支拡張薬投与前 %FEV_1 が、気管支拡張薬投与後 %FEV_1 よりも予後リスクの指標として優れていることが示唆されている [6]。たとえば、Moore の研究におけるクラスターでは、重症喘息患者の大部分が含まれていた 3 つのクラスターのうち 2 つで、気管支拡張薬投与後 %FEV_1 が 80% を上回っていた（つまり、正常であった）。しかし、気管支拡張薬投与後 %FEV_1 がこのように正常値に戻ったにもかかわらず、後に医療機関を利用する患者、全身性ステロイド薬の投与を受ける患者、または症状を呈する患者が多く認められた。一方、これらの患者の気管支拡張薬投与前 %FEV_1 は 80% を下回っており、80% を大幅に下回る患者も多数存在した。したがって、気管支拡張薬投与後 %FEV_1 が 80% を下回る喘息患者のみを予後リスクを有する患者と判断する場合、リスクの高い患者のうち最大 3 分の 2 が対象から外れる可能性がある。さらに、SARP における全身性ステロイド薬の使用に関する最初の縦断的フォローアップデータの一部では、気管支拡張薬投与前 FEV_1 低値が、ベースライン時およびフォローアップ 3 ～ 4 年目における全身性ステロイド薬の必要性に関して強力な予測因子の 1 つとなっていた。ただし、%FEV_1 に基づく予後リスクは、%FEV_1 値の低下に伴ってリスクが上昇する連続的な概念であるということが認められている [7]。

　%FEV_1 は、重症喘息の定義に現時点で取り入れられている唯一の生理学的基準であるが、重症喘息を特定できる感度も特異度も（特に小児において）認められていない。

注1, 注2：日本語版監修者が英語原文を吟味し、適宜改変した。

引用文献リスト

1. Juniper EF, Bousquet J, Abetz L, Bateman ED. Identifying 'well-controlled' and 'not well-controlled' asthma using the Asthma Control Questionnaire. Respir Med 2006: 100（4）: 616-621.

2. National Heart Lung and Blood Institute. National Asthma Education and Prevention Program. Expert Panel Report 3: Guidelines for the Diagnosis and Management of Asthma. 2007.

3. Global Strategy for Asthma Management and Prevention. Global Initiative for Asthma（GINA）. Updated 2008. Available from: http://www.ginasthma.org.

4. Nathan RA, Sorkness CA, Kosinski M, Schatz M, Li JT, Marcus P, Murray JJ, Pendergraft TB. Development of the asthma control test: a survey for assessing asthma control. J Allergy Clin Immunol 2004: 113（1）: 59-65.

5. Reddel HK, Taylor DR, Bateman ED, Boulet LP, Boushey HA, Busse WW, Casale TB, Chanez P, Enright PL, Gibson PG, de Jongste JC, Kerstjens HA, Lazarus SC, Levy ML, O'Byrne PM, Partridge MR, Pavord ID, Sears MR, Sterk PJ, Stoloff SW, Sullivan SD, Szefler SJ, Thomas MD, Wenzel SE. An official American Thoracic Society/European Respiratory Society statement: asthma control and exacerbations: standardizing endpoints for clinical asthma trials and clinical practice. Am J Respir Crit Care Med 2009: 180（1）: 59-99.

6. Moore WC, Bleecker ER, Curran-Everett D, Erzurum SC, Ameredes BT, Bacharier L, Calhoun WJ, Castro M, Chung KF, Clark MP, Dweik RA, Fitzpatrick AM, Gaston B, Hew M, Hussain I, Jarjour NN, Israel E, Levy BD, Murphy JR, Peters SP, Teague WG, Meyers DA, Busse WW, Wenzel SE. Characterization of the severe asthma phenotype by the National Heart, Lung, and Blood Institute's Severe Asthma Research Program. J Allergy Clin Immunol 2007: 119（2）: 405-413.

7. Moore WC, Meyers DA, Wenzel SE, Teague WG, Li H, Li X, D'Agostino R, Jr., Castro M, Curran-Everett D, Fitzpatrick AM, Gaston B, Jarjour NN, Sorkness R, Calhoun WJ, Chung KF, Comhair SA, Dweik RA, Israel E, Peters SP, Busse WW, Erzurum SC, Bleecker ER. Identification of asthma phenotypes using cluster analysis in the Severe Asthma Research Program. Am J Respir Crit Care Med 2010: 181（4）: 315-323.

表1. 重症喘息患者の評価で使用可能なツールおよび各ツールが使用された典型的な状況

検査	目的	コメント
生理学的検査		
肺気量	診断、重症度・リスクの評価	原因不明の呼吸困難または喫煙曝露のある患者
一酸化炭素肺拡散能力（D_{LCO}）	診断	喫煙曝露があり、成人発症喘息の可能性のある患者
非特異的気管支誘発（運動、メタコリン、マンニトールなど）	診断	正常な呼吸機能あるいはほぼ正常な呼吸機能の患者について喘息を除外する場合
鼻腔気一酸化窒素（NO）、電子顕微鏡検査、線毛運動および機能、遺伝子検査	診断	原発性線毛機能不全（PCD）が疑われる場合
心機能評価（心肺運動テストや心エコー図を用いる場合もあり）	診断	呼吸機能検査で確認された異常と不釣り合いな呼吸困難のある患者を評価する場合
臨床検査		
アスペルギルス特異的IgE（他の真菌も検討する）	診断	IgE上昇、中心性気管支拡張、または高レベルの血中好酸球が確認される場合
IgG、IgA、およびIgMの定量	診断	反復性感染、気管支拡張のある患者の免疫不全を評価する場合
汗中クロール濃度（必要であれば、遺伝子検査や鼻電位差測定を行う）	診断	気管支拡張がある場合、または線毛機能障害が疑われる病歴（不妊症歴、CFの家族歴など）のある場合
抗好中球細胞質抗体（ANCA）	診断	チャーグ・ストラウス症候群または血管炎を検討する場合
内視鏡検査		
光ファイバーを用いた気管支鏡検査と気管支内皮生検、または胸腔鏡下生検	診断	他の疾患を除外し、可能であれば表現型を決定する場合
放射線学的検査		
胸部の多列検出器コンピュータ断層撮影（MDCT）	診断	喘息以外の呼吸器疾患が疑われる場合、および胸部X線に異常が見られた場合。以下の放射線学的知見により別の疾患が示唆される可能性もある： − スリガラス陰影：HSP、RB-ILD（喫煙者の場合）、薬物乱用（コカインなど） − 気管支拡張：ABPA、CF、非定型マイコバクテリア感染、または他の全身性免疫不全 − 肺気腫 − 気道内の腫瘍、異物
心理学的検査		
心理社会的・精神医学的評価	診断、重症度・リスクの評価	心理社会的疾患が原因である可能性のある評価困難な喘息患者を評価する場合に適応

CF: 囊胞性線維症；HSP: 過敏性肺炎；RB-ILD: 呼吸細気管支炎関連性間質性肺疾患；ABPA: アレルギー性気管支肺アスペルギルス症

表2．重症喘息の併存症特定で使用可能な検査および各検査が使用された典型的な状況

検査	目的	コメント
最大呼気流量（PEF）（1日2回、電子デバイスの使用が望ましい）	診断、重症度・リスクの評価	喘息コントロールの尺度としてのPEF変動またはPEFにおける環境曝露の影響（職業性喘息など）を判定する場合
尿中または唾液中コチニン	併存症の評価	小児および成人における喫煙曝露を評価する場合
光ファイバーを用いた鼻鏡検査・咽頭鏡検査	診断	副鼻腔炎および声帯機能障害に関して上気道を評価する場合
副鼻腔のコンピュータ断層撮影スキャン	診断	慢性副鼻腔炎を評価する場合
心理社会的・精神医学的評価	診断、重症度・リスクの評価	心理社会的疾患が服薬遵守・アドヒアランスに悪影響を与えている可能性のある治療困難な喘息患者を評価する場合
薬局処方記録の取得	併存症の評価	服薬遵守・アドヒアランスを評価する場合

表3．治療により誘発される併存症

治療により誘発される併存症
小児における成長不全・成長遅延
体重増加・肥満
骨粗鬆症・骨減少症
白内障・緑内障
皮膚の菲薄化・斑状出血
精神障害・精神病
胃食道逆流症
糖尿病・ブドウ糖不耐性
高血圧
ミオパチー
閉塞性睡眠時無呼吸
無腐性骨壊死
肺炎
真菌感染

表4．表現型決定で使用可能なツールおよび各ツールが使用された典型的な状況

検査	目的	コメント
呼気一酸化窒素（NO）	診断、重症度・リスクの評価、治療の指針とするため	喘息コントロールやステロイド薬のアドヒアランスを判定する場合に適応される可能性がある
喀痰中好酸球数測定のための喀痰誘発	診断、重症度・リスクの評価、治療の指針とするため	
特異的IgEおよび全IgEの存在	診断、重症度・リスクの評価、治療の指針とするため	
アスピリンまたはリジン・アスピリン負荷	診断	アスピリン感受性喘息が疑われる場合。適切な施設で実施する
呼吸機能変動モニタリング	重症度・リスクの評価	

1. 委員会が潜在的に重要であると特定した重症喘息の管理に関する臨床的質問

- 重症喘息患者の維持療法において、低用量の経口ステロイド薬（プレドニゾン1日10 mg相当以下）を長期的に使用すべきか？

- 重症症候性喘息患者におけるSABAの使用は、頓用吸入回数を無制限にするよりも、1日あたりの吸入回数を制限すべきか？

- 重症症候性喘息患者におけるICS/LABA配合剤（1つの吸入器からの発作治療薬および長期管理薬の吸入）の使用は、頓用吸入回数を無制限にするよりも、吸入回数を制限すべきか？

- 数週間にわたりLABAを定期吸入しており、1日数回のSABAの吸入を必要とした持続性症状のある重症喘息患者において、LABAとSABAの併用を継続するよりも、LABAを中止しSABAを継続すべきか？

- 数週間にわたりLABAを定期吸入しており、1日数回のSABAの吸入を必要とした持続性症状のある重症喘息患者において、SABAの使用を継続するよりも、SABAを中止し短時間作用性抗コリン薬の使用を開始すべきか？

- 数週間にわたりLABAを定期吸入しており、1日数回のSABAの吸入を必要とした持続性症状のある重症喘息患者では、LABAとSABAの併用を継続するよりも、LABAを中止し長時間作用性抗コリン薬の使用を開始すべきか？

- すでに吸入ステロイド薬およびLABAを使用している重症喘息患者において、長時間作用性吸入抗コリン薬を使用すべきか？

- すでに吸入ステロイド薬およびLABAを使用している重症喘息患者において、ロイコトリエン受容体拮抗薬を使用すべきか？

- すでに吸入ステロイド薬およびLABAを使用している重症喘息患者において、5-リポキシゲナーゼ阻害薬を使用すべきか？

- すでに吸入ステロイド薬およびLABAを使用している重症喘息患者において、徐放性テオフィリン薬を使用すべきか？

- 重症喘息患者において咽頭鏡検査を行うべきか？

- 胃食道逆流症状のない重症喘息患者において、24時間食道内pHモニタリングを行うべきか？

- 胃食道逆流症状のない重症喘息患者において、食道鏡検査を行うべきか？

- 胃食道逆流症状のない重症喘息患者において、胃食道逆流症に関する質問票を実施すべきか？

■ 副鼻腔炎の症状のない重症喘息患者において、鼻鏡検査を行うべきか？

■ 副鼻腔炎の症状のない重症喘息患者において、副鼻腔コンピュータ断層撮影を行うべきか？

■ 副鼻腔炎の症状のない重症喘息患者において、副鼻腔炎に関する質問票を用いた調査を実施すべきか？

2. 文献検索方法

一酸化窒素
PubMed MEDLINE：(nitric oxide OR eNO OR FeNO) AND (asthma* OR wheez*) AND (("randomized controlled trial"[pt] OR "controlled clinical trial"[pt] OR randomized[tiab] OR randomized[tiab] OR placebo [tiab] OR "clinical trials as topic"[mh:noexp] OR randomly[tiab] OR trial[ti]) NOT (animals[mh] NOT humans[mh]))
最終検索日：2012年6月

喀痰中好酸球
PubMed MEDLINE：(Therapy/Narrow[filter]) AND (eosinophil* AND asthma)
最終検索日：2012年7月

メトトレキサート
PubMed MEDLINE：methotrexate AND asthma
最終検索日：2012年4月

抗IgE抗体薬
PubMed MEDLINE：(anti-IgE OR Omalizumab OR rhuMAb-E25) AND (asthma* OR wheez*)
最終検索日：2011年11月

マクロライド系抗菌薬
PubMed MEDLINE：(macrolide* OR macrolides[mh] OR azithromycin OR clarithromycin OR dirithromycin OR erythromycin OR roxithromycin OR telithromycin OR carbomycin OR josamycin OR kitasamycin OR midecamycin OR oleandomycin OR spiramycin OR troleandomycin) AND asthma
最終検索日：2011年5月

抗真菌薬

Ovid MEDLINE：

1. exp asthma/
2. asthma*.ti,ab.
3. 1 or 2
4. (allergic adj3 aspergillosis) .mp.
5. Aspergillosis, Allergic Bronchopulmonary.sh.
6. 4 or 5
7. 3 or 6
8. exp Antifungal Agents/
9. antifung*.ti,ab
10. (Amphotericin B or Antimycin A or Azaserine or Benzoates or Brefeldin A or Candicidin or Cerulenin or Clotrimazole or Cycloheximide or Cyclosporine or Dichlorophen or Echinocandins or Econazole or Filipin or Fluconazole or Flucytosine or Griseofulvin or Hexetidine or Itraconazole or Ketoconazole or Lucensomycin or Mepartricin or Miconazole or Monensin or Mycobacillin or Natamycin or Nifuratel or Nystatin or Pentamidine or Rutamycin or Salicylic Acid or Sirolimus or Sodium Benzoate or Thymol or Tomatine or Tolnaftate or Triacetin or Trimetrexate or Venturicidins or Mycoses) .ti,ot,ab,nm.
11. (acivicin or ajoene or amorolfin or amphotericin b or amphotericin b-deoxycholate or anidulafungin or antimycin or bafilomycin or bifonazole or butoconazole or candicidin or candidin or caspofungin or cilofungin or clotrimazole or compactin or cordycepin or cryptophycin or cycloheximide or echinocandin* or econazole or fenticonazole or fluconazole or flucytosine or griseofulvin or hamycin or hydroxyitraconazole or isoconazole or itraconazole or ketoconazole or lapachol or leptomycin or lucensomycin or mepartricin or methylamphotericin or micafungin or miconazole or miltefosine or monensin or monorden or mucidin or muconaldehyde or mycobacillin or myxothiazol or natamycin or nifuratel or nikkomycin or nitroxoline or nystatin or oxiconazole or pentamidine or posaconazole or pradimicin or rutamycin or saperconazole or sertaconazole or sinefungin or sulconazole or terbinafine or terconazole or tioconazole or vibunazole or voriconazole) .ti,ab,ot,nm
12. 8 or 9 or 10 or 11
13. 7 and 12

14. (randomized controlled trial or controlled clinical trial) .pt. or randomized. ab. or groups.ab. or clinical trials as topic.sh. or randomly.ab. or trial.ti.
15. (animals not humans) .sh. or ((comment or editorial or meta-analysis or practice-guideline or review or letter or journal correspondence) not "randomized controlled trial") .pt. or ((random sampl$ or random digit$ or random effect$ or random survey or random regression) .ti,ab.not "randomized controlled trial".pt.)
16. 14 not 15
17. exp cohort analysis/ or exp longitudinal study/ or exp prospective study/ or exp follow up/ or cohort$.tw.
    18. 16 or 17
    19. 13 and 18
   最終検索日：2012年7月

気管支温熱療法
Ovid MEDLINEおよびCochrane Register of Controlled Trials（CENTRAL）：キーワード「thermoplasty」で検索
最終検索日：2013年6月

日付：2011年9月21日
質問：成人重症喘息患者において、臨床基準のみを指針とする治療よりも、喀痰中好酸球数および臨床基準を指針とする治療を行うべきか？

試験数	デザイン	バイアスのリスク	非一貫性	非直接性	不正確性	その他の考慮事項
質の評価						
経口ステロイド薬の必要性（フォローアップ1年および2年。評価対象：（経口ステロイド薬のレスキュー使用を必要とする増悪））						
2	無作為化試験	重大[1]	重大な非一貫性なし	重大[2,3]	重大[4]	報告バイアス[5]
経口ステロイド薬の用量（フォローアップ1年。値が低いほど良好）						
1	無作為化試験	重大なバイアスのリスクなし[7]	重大な非一貫性なし	重大[3,8]	非常に重大[9]	報告バイアス[5]
症状[10]（フォローアップ1年。評価対象：症状スコア（視覚的アナログスケール）。スコアの範囲：0〜100。値が低いほど良好）						
1	無作為化試験	重大[11]	重大な非一貫性なし	重大[3,8]	非常に重大[12]	報告バイアス[5]
QOL[10]（フォローアップ1年。評価対象：喘息に関するQOL質問票（AQLQ）。スコアの範囲：1〜7。値が高いほど良好）						
1	無作為化試験	重大[11,13]	重大な非一貫性なし	重大[3,8]	非常に重大[14]	報告バイアス[5]
入院（フォローアップ1年〜2年）						
3	無作為化試験	重大[1]	重大な非一貫性なし	重大[2]	非常に重大[15]	報告バイアス[5]
学校の欠席や欠勤 - 未評価						
0	-	-	-	-	-	-
死亡 - 報告なし						
0	-	-	-	-	-	-
集中治療室への入院 - 報告なし						
0	-	-	-	-	-	-
挿管および人工呼吸の必要性 - 報告なし						
0	-	-	-	-	-	-
医療機関の利用（フォローアップ1年。評価対象：1年あたりの1患者あたり費用（USドル）。値が低いほど良好）						
1	無作為化試験	重大なバイアスのリスクなし	重大な非一貫性なし	重大[3,8]	非常に重大[17]	報告バイアス[5]
呼吸機能（フォローアップ1.5年および2年。評価対象：FEV_1。値が高いほど良好）						
2	無作為化試験	重大[1]	重大な非一貫性なし	重大[2,3]	非常に重大[18]	-

MD；平均差、RR；相対リスク、SMD；標準化平均差
[1] すべての試験において、割り付けの秘匿が不明瞭であった。2試験においては、治療企図解析であったかどうかについて報告されていなかった（うち1試験ではプロトコールから逸脱した患者が除外されていた）。
[2] 試験には、軽症〜重症までの喘息患者が組み入れられていた。
[3] 試験には、服薬遵守が良好で、併存症がなく、喫煙歴がなく、過去1カ月間に増悪がなかった特定の患者集団が組み入れられていた。
[4] 164名の患者のみ。
[5] 有益なアウトカムに関して大きな効果が確認されたのは3つの小規模試験のみである。
[6] 両試験における実験群または対照群の合計患者数における増悪数。
[7] この重要なアウトカムが報告されていたのは1試験のみであった。他の要因を理由として、エビデンスの質のグレードを既に下げていたため、バイアスのリスク（選択的報告）を理由としてグレードを下げなかった。
[8] 中等症〜重症の喘息患者。
[9] 68名の患者のみ。経口ステロイド薬の大幅な増量または減量が行われた患者が結果から除外されていない。
[10] 喀痰中好酸球数によるモニタリングでは、有意な改善がみられなかった。

参 考 文 献：Petsky HL et al. Tailored interventions based on sputum eosinophils versus clinical symptoms for asthma in children and adults. Cochrane Database of Systematic Reviews 2007, Issue 2. (CD005603).

患者数		効果		質	重要度
喀痰中好酸球数を指針とする治療	臨床基準のみを指針とする治療	相対値 (95% CI)	絶対値		
79名の患者において29の増悪[6]	85名の患者において91の増悪[6]	率比 0.33 (0.19〜0.57)	100あたり72少ない (46少ない〜87少ない)	●○○○ 非常に低	重大
34	34	-	MD 0.4 低い (2.36 低い〜1.56 高い)	●○○○ 非常に低	重大
34	34	-	MD 10.61 低い (48.14 低い〜26.92 高い)	●○○○ 非常に低	重大
34	34	-	MD 0.04 高い (1.08 低い〜1.16 高い)	●○○○ 非常に低	重大
3%[16]	20%[16]	RR 0.14 (0.02〜1.25)	100あたり17少ない (20少ない〜5多い)	●○○○ 非常に低	重大
-	-	-	-		重要
-	-	-	-		重要
-	-	-	-		重要
-	-	-	-		重要
34	34	-	MD 314 低い (941 低い〜313 高い)	●○○○ 非常に低	重要
64	55	-	SMD 0.02 高い (0.34 低い〜0.38 高い)[19]	●○○○ 非常に低	重要

[11] 数値が記載されていないグラフのみの報告であった。この重要なアウトカムが報告されていたのは1試験のみであった。
[12] 68名の患者のみ。喀痰中好酸球数の測定に伴う大幅な症状の改善または悪化が認められた患者が結果から除外されていない。
[13] 1試験では測定されていたが報告されていなかった。他の試験では測定されていなかった。
[14] 68名の患者のみ。QOLの大幅な改善または悪化が認められた患者が結果から除外されていない。
[15] 6イベントのみ。
[16] 実験群および対照群のリスクは、入院が報告されていた1試験から推定した。その他の2試験では、入院イベントが報告されていなかった。
[17] 68名の患者のみ。治療費の大幅な増加または減少が認められた患者が結果から除外されていない。
[18] 119名の患者のみ。呼吸機能（FEV_1）の大幅な増加または減少が認められた患者が結果から除外されていない。
[19] 2試験でこのアウトカムが報告されていた。1試験では、%FEV_1のベースラインからの変化の差が0.8%（95% CI: -7.9〜9.5）で、好酸球数を測定するほうが優れていると示されていた。もう1つの試験では、FEV_1の絶対値の最終スコアに差がない（平均差：0.0 L、95% CI: -0.64〜0.64）と示されていた。

日付：2011年9月21日
質問：重症喘息患児において、臨床基準のみを指針とする治療よりも、喀痰中好酸球数を指針とする治療を行うべきか？

試験数	デザイン	バイアスのリスク	非一貫性	非直接性	不正確性	その他の考慮事項
質の評価						
経口ステロイド薬の必要性（フォローアップ1年。評価対象：経口ステロイド薬[20 mg/日以上]を2日以上必要とする増悪）						
1	無作為化試験	重大なバイアスのリスクなし[1]	重大な非一貫性なし	重大な非直接性なし	非常に重大[2]	なし
経口ステロイド薬の用量 - 報告なし						
0	-	-	-	-	-	なし
症状（フォローアップ1年。評価対象：1週間あたりの症状がなかった日数。値が低いほど良好）						
1	無作為化試験	重大なバイアスのリスクなし[1]	重大な非一貫性なし	重大な非直接性なし	重大[5]	なし
QOL - 未評価						
0	-	-	-	-	-	-
入院（フォローアップ1年）						
1	無作為化試験	重大なバイアスのリスクなし[1]	重大な非一貫性なし	重大な非直接性なし	非常に重大[2]	なし
学校の欠席や欠勤 - 未評価						
0	-	-	-	-	-	-
死亡 - 報告なし						
0	-	-	-	-	-	-
集中治療室への入院 - 報告なし						
0	-	-	-	-	-	-
挿管および人工呼吸の必要性 - 報告なし						
0	-	-	-	-	-	-
医療機関の利用 - 未評価[8]						
0	-	-	-	-	-	-

RR；相対リスク
[1] 「患児、その両親、診療にかかわった医療従事者には、患児がいずれの無作為化群に割り付けられたか知らされていなかった」と報告されているが、盲検化法については不明瞭である。
[2] 大幅な改善または低下が認められた患者が結果から除外されていない。
[3] グラフから抽出したデータに基づく。

参考文献：Fleming L, Wilson N, Regamey N, Bush A. Use of sputum eosinophil counts to guide management in children with severe asthma. Thorax.[2011年8月8日にオンラインで最初に公表].

患者数		効果		質	重要度
喀痰中好酸球数を指針とする治療	臨床基準のみを指針とする治療	相対値(95% CI)	絶対値		
8/26 (30.8%)[3]	11/28 (39.3%)[3]	RR 0.78 (0.37～1.6)[4]	100あたり9少ない (25少ない～24多い)	●●○○ 低	重大
0	-	-	-		重大
26	28	-	平均値0.4低い (1.2低い～0.4高い)[6]	●●●○ 中	重大
-	-	-	-		重大
13/26[7]	10/28[7]	率比1.4 (0.57～3.57)	100あたり14多い (21少ない～49多い)	●●○○ 低	重大
-	-	-	-	-	重要
-	-	-	-	-	重要
-	-	-	-	-	重要
-	-	-	-	-	重要
					重要

[4] 経口ステロイド薬を必要とする増悪率は、それぞれ1.9および2.7であった（率比：0.73、95% CI: 0.42～1.28）。
[5] 大幅な改善が認められた患者または差が認められなかった患者が結果から除外されていない。54名の患者のみ。
[6] 夜間症状がなかった日数の平均差では、1週間あたり0.5少なくなっていた（95% CI: 1.1少ない～0.1多い）。
[7] 実験群または対照群における入院率。
[8] 成人における喀痰中好酸球数評価のエビデンスプロファイルを参照。

日付：2011 年 5 月 10 日
質問：重症喘息患者において、臨床基準のみを指針とする治療よりも、呼気中一酸化窒素（NO）を指針とする治療を行うべきか？

試験数	デザイン	バイアスのリスク	非一貫性	非直接性	不正確性	その他の考慮事項
質の評価						
経口ステロイド薬の必要性（フォローアップ 1 年。評価対象：経口ステロイド薬による治療の回数）						
2	無作為化試験	重大なバイアスのリスクなし[1]	重大な非一貫性なし	重大[2]	非常に重大[3,4]	なし
経口ステロイド薬の用量 - 報告なし						
0	-	-	-	-	-	なし
喘息の増悪（フォローアップ 1 年。評価対象：1 回以上の増悪が認められた患者数）						
6	無作為化試験	重大[5]	重大な非一貫性なし	重大[2]	重大な不正確性なし	なし
増悪率（フォローアップ 1 年。評価対象：1 年あたりの増悪数。値が低いほど良好）						
4	無作為化試験	重大なバイアスのリスクなし[6]	重大な非一貫性なし[7]	重大[2]	重大[8]	なし
症状（フォローアップ 1 年。評価対象：各種症状スコア。値が低いほど良好）						
5	無作為化試験	重大[5]	重大な非一貫性なし	重大[2]	重大な不正確性なし	なし
QOL - 未評価						
0	-	-	-	-	-	なし
学校の欠席や欠勤（フォローアップ 46 週[9]。評価対象：患者 1 名あたりの欠席または欠勤日数。値が低いほど良好）						
1	無作為化試験	重大なバイアスのリスクなし	重大な非一貫性なし	非常に重大[2]	重大な不正確性なし	なし
死亡 - 報告なし						
0	-	-	-	-	-	なし
集中治療室への入院（フォローアップ 1 年）						
1	無作為化試験	重大[10]	重大な非一貫性なし	重大[2]	重大[11]	なし
挿管および人工呼吸の必要性 - 報告なし						
0	-	-	-	-	-	なし
入院（フォローアップ 1 年）						
2	無作為化試験	重大[12]	重大な非一貫性なし	重大[2]	非常に重大[3,4]	なし
呼吸機能（フォローアップ 1 年。評価対象：%FEV$_1$。値が高いほど良好）						
4	無作為化試験	重大[5]	重大な非一貫性なし	重大[2]	重大な不正確性なし	なし
医療機関の利用 - 未評価						
0	-	-	-	-	-	なし

MD；平均差、RR；相対リスク、SMD；標準化平均差

[1] バイアスのリスクを理由としてグレードを下げていないが、判定のボーダーライン上にあると認識している。試験においては、1つ以上のバイアスのリスクの基準が報告されていなかった。
[2] 重症喘息患者を明示的に組み入れた試験はなかった。試験対象患者の大部分は軽症〜中等症の喘息患者であった。重症喘息患者でも同様の結果が得られるかどうかについては不明である。
[3] 大幅な改善または低下が認められた患者が結果から除外されていない。
[4] 21 イベントのみ。
[5] ほとんどの試験において、無作為化および割り付けの秘匿の方法が報告されていなかった。2 試験は盲検化されていなかった。
[6] バイアスのリスクを理由としてグレードを下げていないが、判定のボーダーライン上にあると認識している。1 試験は盲検化されていなかった。他の試験においては、1つ以上のバイアスのリスクの基準が報告されていなかった。

患者数		効果		質	重要度
呼気中 NO を指針とする治療	臨床基準のみを指針とする治療	相対値 (95% CI)	絶対値		
9/157 (5.7%)	12/148 (8.1%)	RR 0.75 (0.33 〜 1.70)	1000 あたり 20 少ない (54 少ない〜 57 多い)	●○○○ 非常に低	重大
0	-	-	-		重大
160/523 (30.6%)	196/520 (37.7%) 80%	RR 0.8 (0.68 〜 0.93)	1000 あたり 75 少ない (26 少ない〜 121 少ない) 1000 あたり 160 少ない (56 少ない〜 256 少ない)	●●○○ 低	重要
406	401	-	MD 0.34 低い (0.67 〜 0.01 低い)	●●○○ 低	重要
445	447	-	SMD 0.01 低い (0.14 低い〜 0.12 高い)	●●○○ 低	重要
0	-	-	-		重大
276	270	-	MD 0.04 低い (0.12 低い〜 0.05 高い)	●●○○ 低	重要
					重要
1/42 (2.4%)	0/47 (0%)	プールされていない	プールされていない	●○○○ 非常に低	重大
-	-	-	-		重要
10/318 (3.1%)	11/317 (3.5%)	RR 0.88 (0.38 〜 2.04)	1000 あたり 4 少ない (22 少ない〜 36 多い)	●○○○ 非常に低	重大
436	436	-	MD 1.97 高い (0.38 低い〜 4.31 高い)	●●○○ 低	重要
0	-	-	-		重大

[7] バイアスのリスクが高い 1 試験において大きな効果が認められたが、非一貫性を理由としてグレードを下げなかった。しかし、併合解析結果に対するこの試験の影響は大きくなかった（この試験を除外した場合の 1 年あたりの増悪数のプール平均値は 0.16 少ない（95% CI: 0.34 少ない 〜 0.01 多い））

[8] わずかな改善が認められた患者または差が認められなかった患者が結果から除外されていない。

[9] アウトカムはフォローアップ期間の最後の 2 週間に測定された。全観察期間中の欠席または欠勤の日数は不明である。

[10] 1 試験においては、複数のバイアスのリスクの基準が報告されていなかった。他の試験においては、この種の試験で報告が期待されるこのアウトカムについての記述がなかった。

[11] 89 名の患者中 1 イベントのみ。

[12] この種の試験で報告が期待されるこのアウトカムが報告されていたのは 2 試験のみであった。

日付：2011 年 9 月 22 日
質問：成人重症喘息患者において、オマリズマブを使用すべきか？

試験数	デザイン	バイアスのリスク	非一貫性	非直接性	不正確性	その他の考慮事項
質の評価						
QOL: 喘息に関する QOL 質問票（AQLQ）のスコアの 0.5 ポイント以上の改善（フォローアップ 28 ～ 48 週。評価対象：AQLQ）						
5	無作為化試験	重大[1]	重大な非一貫性なし	重大な非直接性なし	重大な不正確性なし	なし[2]
QOL（フォローアップ 28 ～ 48 週。評価対象：AQLQ。スコアの範囲：1 ～ 7。値が高いほど良好）						
2	無作為化試験	非常に重大[3]	重大な非一貫性なし	重大な非直接性なし	重大[4]	なし
喘息コントロール（フォローアップ 32 週。評価対象：喘息コントロール質問票（ACQ）。値が低いほど良好）						
1	無作為化試験	重大[6]	重大な非一貫性なし	重大な非直接性なし	重大な不正確性なし	なし
全身性ステロイド薬の必要性（フォローアップ 16 ～ 48 週）						
4	無作為化試験	重大[7]	重大な非一貫性なし	重大な非直接性なし	重大な不正確性なし	なし
経口ステロイド薬の 1 日量（フォローアップ 32 週。値が低いほど良好）						
1	無作為化試験	非常に重大[8]	重大な非一貫性なし	重大な非直接性なし[9]	重大[19]	なし
症状（フォローアップ 32 週。評価対象：喘息症状スコアおよび夜間覚醒日数。値が低いほど良好）						
2	無作為化試験	重大[12]	重大な非一貫性なし	重大な非直接性なし	重大[13]	なし
夜間症状がなかった日数 - 報告なし						
0	-	-	-	-	-	なし
日中症状がなかった日数 - 報告なし						
0	-	-	-	-	-	なし
学校の欠席や欠勤 [日数] - 未評価						
-	-	-	-	-	-	なし
死亡（フォローアップ 28 ～ 48 週）						
3	無作為化試験	重大なバイアスのリスクなし	重大な非一貫性なし	重大な非直接性なし	重大[14]	なし
入院（フォローアップ 28 週）						
1	無作為化試験	重大[15]	重大な非一貫性なし	重大な非直接性なし	重大[15]	なし
ICU への入院 - 報告なし						
0	-	-	-	-	-	なし
挿管および人工呼吸 - 報告なし						
0	-	-	-	-	-	なし
救急科の受診（フォローアップ 28 週）						
1	無作為化試験	重大[15]	重大な非一貫性なし	重大な非直接性なし	非常に重大[17]	なし
すべての有害作用（フォローアップ 16 ～ 48 週）						
6	無作為化試験	重大[7]	重大な非一貫性なし	重大[18]	重大な不正確性なし	なし
重篤な有害作用（フォローアップ 16 ～ 48 週）						
6	無作為化試験	重大[7]	重大な非一貫性なし	重大な非直接性なし[19]	重大[20]	なし
有害作用による中止（フォローアップ 16 ～ 48 週）						
5	無作為化試験	重大[7]	重大な非一貫性なし	重大な非直接性なし	重大[21]	なし
医療機関の利用（費用）- 未評価						
0	-	-	-	-	-	なし
レスキュー薬の使用量 [パフ／日]（フォローアップ 32 週。値が低いほど良好）						
2[22]	無作為化試験	重大[22,23]	重大な非一貫性なし	重大な非直接性なし	重大[24]	なし
朝の PEF（フォローアップ 32 週。値が高いほど良好）						
1	無作為化試験	重大[25]	重大な非一貫性なし	重大[26]	重大[27]	なし
FEV_1（フォローアップ 32 週。値が高いほど良好）						
1[28]	無作為化試験	重大[29]	重大な非一貫性なし	重大[26]	重大[20]	なし

患者数		効果		質	重要度
オマリズマブ	対照	相対値 (95% CI)	絶対値		
805/1206 (66.7%)	656/1173 (55.9%)	RR 1.19 (1.1 〜 1.28)	100 あたり 11 多い (6 多い〜 16 多い)	●●●○ 中	重大
631	626	-	平均値は 0.29 高い〜 0.45 高い [5]	●○○○ 非常に低	重要
238	104	-	MD 0.87 低い (1.14 〜 0.6 低い)	●●●○ 中	重大
206/913 (22.6%)	267/915 (29.2%)	RR 0.73 (0.56 〜 0.94)	100 あたり 8 少ない (2 少ない〜 13 少ない)	●●●○ 中	重大
50	45	-	MD 6 mg 低い [11]	●○○○ 非常に低	重大
368	215	-	SMD 0.27 低い (0.44 〜 0.09 低い)	●●○○ 低	重大
0	-	-	-		重要
0	-	-	-		重要
0	-	-	-		重要
0/908 (0%)	2/749 (0.27%)	RR 0.23 (0.03 〜 2.17)	1000 あたり 2 少ない (3 少ない〜 3 多い)	●●●○ 中	重要
13/209 (6.2%)	25/210 (11.9%)	RR 0.52 (0.27 〜 0.99)	100 あたり 6 少ない (0 少ない〜 9 少ない)	●●○○ 低	重大
-	-	-	-		重大
-	-	-	-		重大
9/209 (4.3%)	14/210 (6.7%)	RR 0.65 (0.29 〜 1.46)	100 あたり 2 少ない (5 少ない〜 3 多い)	●○○○ 非常に低	重要
828/1427 (58%)	794/1394 (57%)	RR 1.01 (0.96 〜 1.07)	1000 あたり 6 多い (23 少ない〜 40 多い)	●●○○ 低	重要
104/1701 (6.1%)	113/1522 (7.4%)	RR 0.84 (0.65 〜 1.09)	1000 あたり 12 少ない (26 少ない〜 7 多い)	●●○○ 低	重大
46/1539 (3%)	25/1375 (1.8%)	RR 1.57 (0.96 〜 2.56)	1000 あたり 10 多い (1 少ない〜 28 多い)	●●○○ 低	重要
0	-	-	-	-	重大
158	148	-	MD 0.78 低い (1.7 低い〜 0.13 高い) [22]	●●○○ 低	重要でない
115	109	-	MD 9 低い (20.86 低い〜 2.86 高い)	●○○○ 非常に低	重要
266	121	-	MD 4.4 高い (0.54 〜 8.26 高い)	●○○○ 非常に低	重要

MD；平均差、RR；相対リスク、SMD；標準化平均差

1 一部の試験において、無作為化後に患者が除外されていた。割り付けの秘匿および盲検化について適切に報告されていなかった。ファンネルプロットに基づくと出版バイアスも疑われる。
2 出版バイアスについては評価が難しい判定のボーダーライン上にあるが、バイアスのリスクを理由として既にグレードを下げていたため、出版バイアスの疑いを理由としてグレードを下げなかった。
3 アウトカムが報告されていたのは 2 試験のみで、うち 1 試験のみでばらつきが報告されていた。
4 正確性の評価は不可能である。
5 1 試験におけるベースラインからの変化量の群間平均差は、0.29 ポイント（95% CI: 0.15 〜 0.43）であった。別の試験における最終スコアの差は 0.45 であったが、結果のばらつきについては報告されていなかった。7 段階尺度（AQLQ）の全結果がオマリズマブの優位性を示していた。
6 試験が盲検化されていなかった。患者の 15% が治験完了前に治療を中止していた。
7 ほとんどの試験において、割り付けの秘匿について報告されていなかった。すべての試験で 10 〜 20% の患者が治験完了前に治療を中止していた。2 試験において、このアウトカムが測定されたにもかかわらず、報告されていなかった。
8 1 試験のみにおいて、このアウトカムが報告されていたが、結果のばらつきについては報告されていなかった。
9 ベースライン時、全患者に経口ステロイド薬が投与されていた。
10 90 名の患者のみ。
11 1 日あたりのプレドニゾン使用量において、オマリズマブの優位性を示す 6 mg の平均差が認められた。平均使用量は、オマリズマブ群が 69 mg、プラセボ群が 75 mg であった。
12 このアウトカムが報告されていたのは 1 試験のみであった。もう 1 つの試験では、夜間覚醒のみが報告されていたが、盲検化されていなかった。
13 わずかな効果または無視できる効果が認められた患者が結果から除外されていない。
14 2 イベントのみ。
15 試験実施中にプロトコールが変更された。プロトコール変更前に無作為化された患者が除外されていた。
16 38 イベントのみ。大きな効果が認められた患者または効果が認められなかった患者が結果から除外されていない。
17 23 イベントのみ。大幅な改善または低下が認められた患者が結果から除外されていない。
18 重要性が異なる複数のアウトカムの複合アウトカム。
19 複合アウトカムだが、意思決定に関する各アウトカムの重要性は同等。
20 大幅な改善が認められた患者または効果が認められなかった患者が結果から除外されていない。
21 71 イベントのみ。大幅な低下が認められた患者または効果が認められなかった患者が結果から除外されていない。
22 この他に、このアウトカムが測定されていた試験が 2 試験あったが、ばらつきが報告されていなかった。両試験における群間平均差は 0.27 パフ／日および 0.6 パフ／日で、両試験ともオマリズマブの優位性を示していた。
23 このアウトカムが報告されていたのは 2 試験のみであった。
24 2 パフ／日の減少が認められた患者または効果が認められなかった患者が結果から除外されていない。
25 アウトカムについてあらゆるデータが示されていたのは 1 試験のみであった。2 試験ではばらつきが報告されていなかった。また、他の試験ではアウトカムが報告されていなかった。
26 このアウトカムが患者にとってどの程度重要であるかについては不明である。
27 224 イベントのみ。
28 この他に、このアウトカムが報告されていた試験が 1 試験あったが、ばらつきが報告されていなかった。
29 非盲検試験であった。

補 足 資 料

日付：2011年11月20日
質問：重症喘息患児において、オマリズマブを使用すべきか？

試験数	デザイン	バイアスのリスク	非一貫性	非直接性	不正確性	その他の考慮事項
質の評価						
QOL（フォローアップ24週。評価対象：小児用の喘息に関するQOL質問票（PAQLQ）。スコアの範囲：1～7。値が高いほど良好）						
1	無作為化試験	重大[1]	重大な非一貫性なし	重大[2]	重大な不正確性なし[3]	なし
喘息コントロール（フォローアップ60週。評価対象：小児喘息コントロールテスト（C-ACT）および喘息コントロールテスト（ACT）。が高いほど良好）						
1	無作為化試験	重大[5]	重大な非一貫性なし	重大[6]	重大な不正確性なし[7]	なし
全身性ステロイド薬の必要性（フォローアップ60週。評価対象：連続する5日のうち3日間、1日あたり20mg以上のプレドニゾンまたは同等量の他の薬剤を必要とした経験）						
1	無作為化試験	重大[5]	重大な非一貫性なし	重大[6]	重大な不正確性なし[9]	なし
経口ステロイド薬の1日量 - 報告なし						
0	-	-	-	-	-	-
症状（フォローアップ24週。評価対象：夜間症状。スコアの範囲：0～4。値が低いほど良好）						
1	無作為化試験	重大[10]	重大な非一貫性なし	重大[2]	重大[11]	なし
日中症状がなかった日数（フォローアップ60週。スコアの範囲：0～100。値が高いほど良好）						
1	無作為化試験	重大[5]	重大な非一貫性なし	重大[6]	重大な不正確性なし	なし
学校の欠席［日数］（フォローアップ60週）						
1	無作為化試験	重大[5]	重大な非一貫性なし	重大[6]	重大な不正確性なし	なし
死亡（フォローアップ60週）						
1	無作為化試験	重大[5]	重大な非一貫性なし	重大[6]	重大な不正確性なし	なし
入院（フォローアップ60週）						
1	無作為化試験	重大[5]	重大な非一貫性なし	重大[6]	重大[13]	なし
ICUへの入院 - 報告なし						
0	-	-	-	-	-	-
挿管および人工呼吸 - 報告なし						
0	-	-	-	-	-	-
救急科の受診 - 報告なし						
0	-	-	-	-	-	-
すべての有害作用（フォローアップ24～60週）						
2	無作為化試験	重大[5,10]	重大な非一貫性なし	重大な非直接性なし	重大[14]	なし
重篤な有害作用（フォローアップ24～60週）						
2	無作為化試験	重大[5,10]	重大な非一貫性なし	重大な非直接性なし	重大[15]	なし
有害作用による中止（フォローアップ24～60週）						
2	無作為化試験	重大[5,10]	重大な非一貫性なし	重大[2,6]	重大[16]	なし
医療機関の利用（費用） - 未評価						
0	-	-	-	-	-	-
レスキュー薬の使用量［パフ/日］（フォローアップ24週。値が低いほど良好）						
1	無作為化試験	重大[10]	重大な非一貫性なし	重大[2]	重大[11]	なし
朝のPEF - 報告なし						
0	-	-	-	-	-	-
FEV_1（フォローアップ60週。評価対象：%FEV_1。スコアの範囲：0～100。値が高いほど良好）						
1	無作為化試験	重大[5]	重大な非一貫性なし	重大[6]	重大な不正確性なし	なし

補足資料

参考文献：Busse 2011 および Lanier 2009

患者数		効果		質	重要度
オマリズマブ	対照	相対値 (95% CI)	絶対値		
384	192	-	MD 0.04 高い[4]	●●○○ 低	重大
-	-	-	平均値は 0.19 高い～ 0.78 高い[8]	●●○○ 低	重大
56/195 (28.7%)	81/191 (42.4%)	RR 0.68 (0.51～0.89)	100 あたり 14 少ない (5 少ない～ 21 少ない)	●●○○ 低	重大
-	-	-	-		重大
384	192	-	MD 0.35 低い (0.75 低い～ 0.05 高い)	●○○○ 非常に低	重大
195	191	-	MD 3.43 高い (1.45～5.41 高い)[12]	●●○○ 低	重要
報告なし	報告なし	-	MD 0.09 低い (0.01～0.18 低い)	●●○○ 低	重要
0/208 (0%)	0/211 (0%)	プールされていない	プールされていない	●●○○ 低	重要
3/195 (1.5%)	12/191 (6.3%)	RR 0.24 (0.07～0.85)	100 あたり 5 少ない (1 少ない～ 6 少ない)	●○○○ 非常に低	重大
-	-	-	-		重大
-	-	-	-		重大
-	-	-	-		重要
462/616 (75%)	294/398 (73.9%)	RR 0.89 (0.7～1.15)	100 あたり 8 少ない (22 少ない～ 11 多い)	●●○○ 低	重要
29/616 (4.7%)	43/398 (10.8%)	RR 0.47 (0.3～0.75)	100 あたり 6 少ない (3 少ない～ 8 少ない)	●●○○ 低	重大
2/629 (0.32%)	8/418 (1.9%)	RR 0.29 (0.02～4.55)	100 あたり 1 少ない (2 少ない～ 7 多い)	●○○○ 非常に低	重要
-	-	-	-		重大
384	192	-	MD 0.3 低い (0.75 低い～ 0.15 高い)	●○○○ 非常に低	重要でない
-	-	-	-	-	重要
195	191	-	MD 0.9 高い (0.82 低い～ 2.62 高い)	●●○○ 低	重要

MD；平均差、RR；相対リスク

[1] このアウトカムが報告されていたのは 1 試験のみであったが、各群のスコアもばらつきも報告されていなかった。この試験では、患者の 16% においてこのアウトカムが測定されていなかった。また、2 施設で得られたデータが分析から除外されていた。
[2] 患児の 64% のみが重症喘息であった。
[3] 報告が不十分であったため、結果の正確性の評価は不可能であった。非常に重大なバイアスのリスクおよびエビデンスの非直接性を理由として、エビデンスの質のグレードを「非常に低」と既に判断していたため、不正確性を理由としてグレードを下げなかった。
[4] オマリズマブの優位性が示されていたが、各群のスコアまたはそのばらつきが報告されていなかった。結果は統計的に有意ではなかった。
[5] この試験では、医療従事者に対する盲検化が行われていなかった。
[6] 患児の 73% のみが重症喘息であった。ベースライン時に治療を受けていなかった患児がいた。このため、少なくとも一部の患児の喘息は重症ではなく、コントロール不良であった可能性がある。
[7] 信頼区間の上限と意味のある差の最小値との差が大きかった。
[8] 4 〜 11 歳の患児における C-ACT の変化量は 0.78 ポイント（0.21 〜 1.35）であった。12 歳以上の患児における ACT の変化量は 0.19 ポイント（-0.42 〜 0.79）であった。C-ACT のスケール 0 〜 27 および ACT のスケール 5 〜 25 で測定が行われていた。両テストにおいてスコアが 19 以下の場合、喘息コントロールが良好でないことが示唆される。ACT における意味のある差の最小値は 3 ポイントだが、C-ACT では規定されていない。
[9] バイアスのリスクおよび非直接性については判定のボーダーライン上にあるが、これらを理由としてエビデンスの質のグレードを既に下げていたため、137 イベントのみであったが不正確性を理由としてグレードを下げなかった。
[10] この試験では、患者の 16% においてこのアウトカムが測定されていなかった。また、2 施設で得られたデータが分析から除外されていた。
[11] 大幅な改善が認められた患者または差が認められなかった患者が結果から除外されていない。
[12] この値は、日中症状がなかった 60 週あたりの日数において 6 〜 23 日の差があったことを示す。
[13] 15 イベントのみ。
[14] 大幅な改善または低下が認められた患者が結果から除外されていない。
[15] 72 イベントのみ。
[16] 10 イベントのみ。

補足資料

日付：2011 年 4 月 25 日
質問：重症喘息患者において、メトトレキサートを使用すべきか？

試験数	デザイン	バイアスのリスク	非一貫性	非直接性	不正確性	その他の考慮事項
質の評価						
全身性ステロイド薬の投与量（フォローアップ平均 6 カ月。評価単位：mg/日。値が低いほど良好）						
11	無作為化試験	重大[1]	重大な非一貫性なし	重大な非直接性なし	重大[2]	なし
症状 - 報告なし						
0	-	-	-	-	-	なし
死亡 - 報告なし						
0	-	-	-	-	-	なし
気管支拡張薬投与前 FEV_1（フォローアップ平均 6 カ月。値が低いほど良好）						
4	無作為化試験	重大[1]	重大な非一貫性なし	重大な非直接性なし	重大[3]	なし
有害作用（肝臓）（フォローアップ平均 6 カ月）						
9	無作為化試験	重大[1]	重大な非一貫性なし	重大[4]	重大な不正確性なし	なし
有害作用（口腔内潰瘍形成および口内炎）（フォローアップ平均 6 カ月）						
3	無作為化試験	重大[1]	重大な非一貫性なし[5]	重大な非直接性なし	重大[3]	なし
有害作用（悪心）（フォローアップ平均 6 カ月）						
9	無作為化試験	重大[1]	重大な非一貫性なし	重大な非直接性なし	重大[6]	なし
有害作用（嘔吐）（フォローアップ平均 6 カ月）						
4	無作為化試験	重大[1]	重大な非一貫性なし	重大な非直接性なし	重大[3]	なし
有害作用（その他の消化管症状）（フォローアップ平均 6 カ月）						
7	無作為化試験	重大[1]	重大な非一貫性なし	重大[4]	重大[6]	なし
有害作用（発疹）（フォローアップ平均 6 カ月）						
3	無作為化試験	重大[1]	重大な非一貫性なし	重大な非直接性なし	重大[3]	なし
有害作用（脱毛症）（フォローアップ平均 6 カ月）						
10	無作為化試験	重大[1]	重大な非一貫性なし	重大な非直接性なし	重大[3]	なし
有害作用（肺炎）（フォローアップ平均 6 カ月）						
2	無作為化試験	重大[1]	重大な非一貫性なし	重大な非直接性なし	重大[3]	なし
QOL - 報告なし						
0	-	-	-	-	-	なし
学校の欠席日数または欠勤日数 - 報告なし						
0	-	-	-	-	-	なし
入院 - 報告なし						
0	-	-	-	-	-	なし
ICU への入院 - 報告なし						
0	-	-	-	-	-	なし
挿管および / または人工呼吸 - 報告なし						
0	-	-	-	-	-	なし
医療機関の利用（費用）- 報告なし						
0	-	-	-	-	-	なし

MD；平均差、RR；相対リスク
[1] システマティックレビューによると、ほとんどの研究において、使用した方法に関する報告が不十分であった。また、3 試験においては、割り付けの秘匿が行なわれていなかった。
[2] 大幅な改善が認められた患者または効果が認められなかった患者が結果から除外されていない。
[3] 患者数が少なかった。改善または低下が認められた患者が結果から除外されていない。

参考文献：1. Davies H., Olson L., Gibson P. Methotrexate as a steroid sparing agent for asthma in adults Cochrane database of systematic reviews, 2000:CD000391. 2. Comet R., Domingo C., Larrosa M., Moron A., Rue M., Amengual M.J., Marin A. Benefits of low weekly doses of methotrexate in steroid-dependent asthmatic patients. A double-blind, randomized, placebo-controlled study Respiratory medicine, 2006;100:411-419.

| 患者数 | | 効果 | | 質 | 重要度 |
メトトレキサート	対照	相対値 (95% CI)	絶対値		
161	152	-	MD 3.69 mg/日低い (0.19～5.38 低い)	●●○○ 低	重大
-	-	-	-	-	重大
-	-	-	-	-	重大
44	41	-	MD 0.12 高い (0.21 低い～0.45 高い)	●●○○ 低	重要
26/141 (18.4%)	2/134 (1.5%)	RR 6.34 (2.99～12.7)	100 あたり 8 多い (3 多い～17 多い)	●●○○ 低	重大
5/38 (13.2%)	3/38 (7.9%)	RR 1.67 (0.42～5.08)	1000 あたり 53 多い (46 少ない～322 多い)	●●○○ 低	重大
31/136 (22.8%)	20/136 (14.7%)	RR 1.56 (0.94～2.4)	100 あたり 8 多い (1 少ない～21 多い)	●●○○ 低	重要
2/57 (3.5%)	7/57 (12.3%)	RR 0.32 (0.08～1.13)	100 あたり 8 少ない (11 少ない～2 多い)	●●○○ 低	重要
32/127 (25.2%)	18/120 (15%)	RR 1.82 (1.08～2.81)	100 あたり 12 多い (1 多い～27 多い)	●○○○ 非常に低	重要
5/39 (12.8%)	2/39 (5.1%)	RR 2.41 (0.55～7.88)	100 あたり 7 多い (2 少ない～35 多い)	●●○○ 低	重要
7/165 (4.2%)	3/158 (1.9%)	RR 2.44 (0.66～8.15) [7]	100 あたり 3 多い (1 少ない～14 多い)	●●○○ 低	重要
2/32 (6.3%)	0/32 (0%)	RR 7.84 (0.47～130.46)	-	●●○○ 低	重要
-	-	-	-		重要
-	-	-	-		重要
-	-	-	-		重要
-	-	-	-		重要
-	-	-	-		重要
-	-	-	-		重要

[4] 合併症に関して、重症度を判断できる十分で詳細な情報が記載されていなかった。
[5] 不正確性を理由として既にグレードを下げていたため、非一貫性を理由としてグレードを下げなかった。試験で認められたイベントが少数であった。
[6] 大幅な低下が認められた患者または効果が認められなかった患者が結果から除外されていない。
[7] 3試験のみ（n＝37）の結果に基づく。残りの7試験では両群ともに、イベントが認められていなかった。

日付：2011 年 5 月 08 日
質問：重症喘息患者において、マクロライド系抗菌薬を使用すべきか？

			質の評価			
試験数	デザイン	バイアスのリスク	非一貫性	非直接性	不正確性	その他の考慮事項
症状（フォローアップ 8 〜 12 週。評価対象：各種症状スコア。値が低いほど良好）						
2	無作為化試験	重大[1]	重大な非一貫性なし	重大な非直接性なし	非常に重大[2,3]	なし
喘息コントロール（フォローアップ 8 週。評価対象：喘息コントロール質問票（ACQ）。スコアの範囲：1 〜 7。値が低いほど良好）						
1	無作為化試験	重大なバイアスのリスクなし	重大な非一貫性なし	重大な非直接性なし	非常に重大[3,4]	なし
喘息コントロール（治療失敗 〜 喘息コントロール不十分）（フォローアップ 16 週）						
1	無作為化試験	重大[5]	重大な非一貫性なし	重大[6]	重大[3,7]	なし
QOL（フォローアップ 8 週。評価対象：AQLQ において 0.5 以上の改善がみられた患者の割合）						
1	無作為化試験	重大なバイアスのリスクなし	重大な非一貫性なし	重大な非直接性なし	非常に重大[3,4]	なし
経口ステロイド薬の用量（フォローアップ 8 〜 52 週、値が低いほど良好）						
2	無作為化試験	重大[10]	重大な非一貫性なし[11]	重大な非直接性なし	重大[12]	なし
経口ステロイド薬を必要とする増悪（フォローアップ 16 週）						
1	無作為化試験	重大[5]	重大な非一貫性なし	重大な非直接性なし	非常に重大[3,7]	なし
死亡（フォローアップ 12 カ月）						
1	無作為化試験	重大[13,14]	重大な非一貫性なし	重大な非直接性なし	非常に重大[3,15]	なし
入院（フォローアップ 12 カ月。評価対象：1 患者年あたりの率）						
1	無作為化試験	重大[13,15]	重大な非一貫性なし	重大な非直接性なし	重大[15]	なし
救急科の受診（フォローアップ 12 カ月。評価対象：1 患者年あたりの率）						
1	無作為化試験	重大[13,14]	重大な非一貫性なし	重大な非直接性なし	重大[15]	なし
ICU への入院 - 報告なし						
0	-	-	-	-	-	なし
学校の欠席や欠勤 - 未評価						
0	-	-	-	-	-	なし
有害作用（フォローアップ 8 〜 16 週）						
4	無作為化試験	非常に重大[17]	重大な非一貫性なし	重大な非直接性なし[18]	重大[17,19]	なし
医療機関の利用 - 未評価						
0						なし
呼吸機能（FEV₁）（フォローアップ 16 週、評価対象：%FEV₁。値が高いほど良好）						
1	無作為化試験	重大[13]	重大な非一貫性なし	重大な非直接性なし	重大[4]	なし
呼吸機能（PEF）（評価対象：朝の気管支拡張薬投与前 PEF。値が高いほど良好）						
1	無作為化試験	重大[13]	重大な非一貫性なし	重大な非直接性なし	非常に重大[3,20]	なし

MD；平均差、RR；相対リスク、SMD；標準化平均差
[1] この種の試験で報告が期待されるこの重要なアウトカムが報告されていたのは 4 試験中 2 試験のみであった。
[2] 56 名の患者のみ。
[3] 大幅な改善または低下が認められた患者が結果から除外されていない。
[4] 55 名の患者のみ。
[5] この試験は早期に中止された。
[6] 患者にとって重要な意味を持つアウトカムと呼吸機能が含まれる複合アウトカム。
[7] 36 名の患者のみ。
[8] AQLQ スコア中央値（IQR）は、クラリスロマイシン群では 5.5（4.8-6.4）から 6.2（5.4-6.6）に改善したが、プラセボ群では変化が認められなかった（ベースライン時 6.4 [5.2–6.7] および治験終了時 6.4 [5.7–6.8]）。
[9] RB：相対ベネフィット
[10] 1 つの大規模試験では、患者の 24% が追跡不能であった。
[11] 不正確性を理由として既にグレードを下げていたため、非一貫性を理由としてグレードを下げなかった。小児を対象とした 1 つの小規模試験（n = 11）の推定では、成人を対象とした試験より差が大きく、マクロライドの優位性を示している可能性が高かった（平均差：7.7 mg/ 日、95% CI：1.3 〜 14.1）。一方、成人を対象とした大規模試験の推定では、小児を対象とした試験より差が小さかった（平均差：4.0 mg/ 日、95% CI：3.4 〜 4.7）。信頼区間が重なっているためプール解析を実施したが、結果は非常に不正確であった。

患者数		効果		質	重要度
マクロライド系抗菌薬	対照	相対値 (95% CI)	絶対値		
28	28	-	SMD 0.1 低い (0.62 低い〜 0.43 高い)	●○○○ 非常に低	重大
22	23	-	MD 0.1 高い (0.34 低い〜 0.54 高い)	●●○○ 低	重大
11/17 (64.7%)	11/19 (57.9%)	RR 1.12 (0.66 〜 1.88)	100 あたり 7 多い (20 少ない〜 51 多い)	●○○○ 非常に低	重要
9/22 (40.9%)	6/23 (26.1%)	RB 1.57 (0.67 〜 3.38) [8,9]	100 あたり 15 多い (9 少ない〜 62 多い)	●●○○ 低	重大
35	32	-	MD 4.44 低い (2.21 〜 6.67 低い)	●●○○ 低	重大
1/17 (5.9%)	3/19 (15.8%)	RR 0.37 (0.04 〜 3.25)	100 あたり 10 少ない (15 少ない〜 36 多い)	●○○○ 非常に低	重大
2/30 (6.7%) [16]	1/27 (3.7%) [16]	RR 1.8 (0.17 〜 18.57)	100 あたり 3 多い (3 少ない〜 65 多い)	●○○○ 非常に低	重要
30 (0.37/ 患者年)	27 (0.78/ 患者年)	率比 0.47 (0.21 〜 1.02)	100 患者年あたり 41 少ない (2 少ない〜 80 少ない)	●●○○ 低	重大
30 (0.37/ 患者年)	27 (1.11/ 患者年)	率比 0.33 (0.15 〜 0.68)	100 患者年あたり 74 少ない (30 少ない〜 119 少ない)	●●○○ 低	重要
-	-	-	-		重要
-	-	-	-		重要
-	-	プールされていない	プールされていない	●○○○ 非常に低	重要
0	-	-	-		重要
22	23	-	MD 5.60 高い (5.57 低い〜 16.77 高い)	●●○○ 低	重要
6	5	-	MD 52.1 高い (67.24 低い〜 171.44 高い)	●○○○ 非常に低	重要

[12] 78 名の患者のみ。
[13] この種の試験で報告が期待されるこのアウトカムが報告されていたのは 1 試験のみであった。
[14] 24% が追跡不能であった。
[15] 57 名の患者のみ。
[16] この試験では、いずれのイベントも治験薬と関連があるとはみなされていなかった。
[17] 3 試験において、有害作用に関する報告が不十分であった。また、1 試験では、有害作用の評価を行ったと明確に記載されているにもかかわらず、結果が報告されていなかった。
[18] 有害作用に関する報告が不十分であったため、有害作用およびその重要性を評価できなかったが、非直接性を理由としてグレードを下げなかった。
[19] 1 試験において、トロレアンドマイシンの投与を受けていた 6 名の患者中 1 名に関して、肝酵素の一過性の上昇という 1 件のイベントが報告されていた。他の 1 試験では、治験薬の有害作用による 1 名の患者の治療中止が報告されていたが、そのイベントそのものについては報告されていない。
[20] 11 名の患者のみ。

日付：2012 年 7 月 17 日
質問：アレルギー性気管支肺アスペルギルス症を伴う重症喘息患者においては、抗真菌薬を使用しない治療よりも、抗真菌薬を使用する治療を行うべきか？

試験数	デザイン	バイアスのリスク	非一貫性	非直接性	不正確性	その他の考慮事項
\multicolumn{7}{l}{質の評価}						
\multicolumn{7}{l}{QOL[1]（フォローアップ 4 カ月。評価対象：SF-36。値が高いほど良好）}						
1	無作為化試験	重大[1,2]	重大な非一貫性なし	重大[3]	重大な不正確性なし	なし
\multicolumn{7}{l}{経口ステロイド薬を必要とする増悪（フォローアップ 4 カ月。評価対象：4 カ月あたりの増悪数。値が低いほど良好）}						
1	無作為化試験	重大なバイアスのリスクなし	重大な非一貫性なし	重大な非直接性なし	重大[4]	なし
\multicolumn{7}{l}{経口ステロイド薬の 1 日量（フォローアップ 4 カ月。評価対象：ベースラインからの 50% の減少）}						
1	無作為化試験	重大[6]	重大な非一貫性なし	重大な非直接性なし[7]	重大[6,8]	なし
\multicolumn{7}{l}{症状（フォローアップ 12 カ月。評価対象：ベースラインからの変化率。値が低いほど良好）}						
1	無作為化試験	重大[9]	重大な非一貫性なし	重大[10]	重大[11]	なし
\multicolumn{7}{l}{有害作用（すべて）（フォローアップ 4 カ月）}						
2	無作為化試験	重大なバイアスのリスクなし	重大[12]	重大[13]	非常に重大[14]	なし
\multicolumn{7}{l}{有害作用（重篤）（フォローアップ 4 カ月）}						
3	無作為化試験	重大なバイアスのリスクなし	重大な非一貫性なし	重大な非直接性なし	非常に重大[14]	なし
\multicolumn{7}{l}{喘息コントロール - 未評価}						
0	-	-	-	-	-	-
\multicolumn{7}{l}{学校の欠席や欠勤 - 未評価}						
0	-	-	-	-	-	-
\multicolumn{7}{l}{喘息による救急科の受診または予定外の受診 - 未評価}						
0	-	-	-	-	-	-
\multicolumn{7}{l}{喘息および / または ABPA による入院（フォローアップ 4 カ月）}						
1	無作為化試験	重大なバイアスのリスクなし	重大な非一貫性なし	重大な非直接性なし	非常に重大[17]	なし
\multicolumn{7}{l}{挿管および人工呼吸（フォローアップ 4 カ月）}						
1	無作為化試験	重大なバイアスのリスクなし	重大な非一貫性なし	重大な非直接性なし	非常に重大[18]	なし
\multicolumn{7}{l}{死亡（フォローアップ 4 カ月）}						
1	無作為化試験	重大なバイアスのリスクなし	重大な非一貫性なし	重大な非直接性なし	非常に重大[19]	なし
\multicolumn{7}{l}{%FEV$_1$[20,21]（フォローアップ 4 カ月。値が高いほど良好）}						
2	無作為化試験	重大[20]	重大な非一貫性なし	重大な非直接性なし	重大[22]	なし
\multicolumn{7}{l}{呼吸機能の改善（フォローアップ 4 カ月）}						
2	無作為化試験	重大なバイアスのリスクなし[23]	重大な非一貫性なし	重大[24]	非常に重大[25]	なし
\multicolumn{7}{l}{医療機関の利用（費用、利用可能性など）- 未評価}						
0	-	-	-	-	-	-

参考文献 :1. Shale DJ et al. Trial of ketoconazole in non-invasive pulmonary aspergillosis. Thorax; 1987. p. 26-31.　2. Stevens DA et al. A randomized trial of itraconazole in allergic bronchopulmonary aspergillosis. N Engl J Med; 2000. p. 756-762.　3. Wark PA, Gibson PG, Wilson AJ. Azoles for allergic bronchopulmonary aspergillosis associated with asthma. Cochrane Database Syst Rev 2004:CD001108.　4. Wark PA et al. Anti-inflammatory effect of itraconazole in stable allergic bronchopulmonary aspergillosis: A randomized controlled trial.JACI; 2003. p. 952-957.

患者数		効果（95% CI）		質	重要度
抗真菌薬使用	抗真菌薬不使用	相対値	絶対値		
22	25	-	推定不可能 [1]	●●○○ 低	重大
15	14	-	MD 0.9 低い （0.22 〜 1.58 低い）[5]	●●●○ 中	重大
17/22 (77.3%)	14/25 (56%)	RR 1.38 (0.91 〜 2.09)	100 あたり 21 多い (5 少ない〜 61 多い) [7]	●●○○ 低	重大
6	4	-	MD 22.5 低い (3.92 〜 41.08 低い)	●○○○ 非常に低	重大
25/34 (73.5%)	23/31 (74.2%)	RR 1.05 (0.86 〜 1.28)	100 あたり 4 多い (10 少ない〜 21 多い)	●○○○ 非常に低	重大
3/49 (6.1%) [15]	6/45 (13.3%) [16]	RR 0.51 (0.13 〜 2.04)	100 あたり 7 少ない (12 少ない〜 14 多い)	●●○○ 低	重大
-	-	-	-	-	重要
-	-	-	-	-	重要
-	-	-	-	-	重要
0/15 (0%)	2/14 (14.3%)	RR 0.19 (0.01 〜 3.6)	100 あたり 12 少ない (14 少ない〜 37 多い)	●●○○ 低	重要
0/28 (0%)	1/27 (3.7%)	RR 0.32 (0.01 〜 7.57)	100 あたり 3 少ない (4 少ない〜 24 多い)	●●○○ 低	重要
1/28 (3.6%)	0/27 (0%)	プールされていない [19]	プールされていない [19]	●●○○ 低	重要
19	17	-	プールされていない [20,21]	●●○○ 低	重要
20/39 (51.3%)	13/38 (34.2%)	RR 1.45 (0.88 〜 2.4)	100 あたり 15 多い (4 少ない〜 48 多い)	●○○○ 非常に低	重要
-	-	-	-	-	重要

MD；平均差、RR；相対リスク
[1] 数値は報告されていなかったが、統計的に有意な群間差は認められなかったと報告されていた。
[2] 選択的アウトカム報告。
[3] 喘息の重症度と、患者が既に受けていた治療について報告されていなかった。この試験では、一般的な質問票である SF-36 が使用されていた。SF-36 は、変化量が小さい、重要な喘息関連 QOL の変化を検出できる応答性を有していない可能性がある。
[4] 29 名の患者のみ。
[5] ベースライン時における、1 年あたりの 1 患者あたり平均増悪数は 2～3 であった。
[6] 55 名の患者中 8 名（15%）において、このアウトカムが測定されていなかった。考えられる最悪のシナリオ（つまり、追跡不能であった患者におけるイベント発生率がイトラコナゾール群の 3 倍低い値の場合）では、RR: 1.15（95% CI: 0.76～1.71）となり、推定値が非常に不正確になる。
[7] すべての患者が 1 日 10 mg のプレドニゾンを投与されたと仮定すると（試験の組み入れ基準だが実際の用量が報告されていない）、1 日量における 50% の減少はプレドニゾンの 1 日量の 5 mg 以上の減少に相当する。
[8] 大幅な改善が認められた患者または差が認められなかった患者が結果から除外されていない。
[9] 無作為化の方法、割り付けの秘匿、治療意図解析であったかどうかについて報告されていなかった。
[10] アウトカムは 0～3 ポイントのスケールで測定されていた。この値が低いほど症状が少ない。ベースラインからの変化率が報告されていたが、ベースラインのスコアは報告されていなかった。
[11] 意味のない変化量の大きさが報告されていたため、不正確性を評価できなかった。しかし、この試験において 10 名の患者のみから得られた結果は不正確であると判断した。
[12] 1 試験では、有害作用が認められなかったと報告されていた。もう 1 つの試験では、患者の 86% において有害作用が認められたと報告されていた。
[13] 試験において認められた有害作用が明確に報告されていなかったため、それらの有害作用が患者にとってどの程度重要であるかについては不明である。
[14] 大幅な改善または低下が認められた患者が結果から除外されていない。
[15] 治療群では、心筋症（死亡例）、上気道感染、腰椎椎間板脱出が報告されていた。
[16] プラセボ群では、喘息の増悪（挿管実施）、発熱、上室性頻脈、心房細動と心不全の併発、ABPA の増悪が報告されていた。
[17] 2 イベントのみ。大幅な改善または低下が認められた患者が結果から除外されていない。
[18] 大幅な改善または低下が認められた患者が結果から除外されていない。
[19] 4 カ月にわたる観察期間において 55 名の患者中 1 イベントのみ。改善または低下が認められた患者が結果から除外されていない 推定リスク差 RD: 100 あたり 4 多い（95% CI: 6 少ない～13 多い）。
[20] 1 試験では対照群の数値が報告されていなかった。もう 1 つの試験では結果のばらつきが報告されていなかった。
[21] 両群における平均変化量が報告されている 1 試験では、治療群における平均 7.9% の改善と対照群における平均 1.9% の悪化が示されていた。
[22] 36 名の患者のみ。
[23] 1 試験では、患者の 13% が追跡不能であった。同じ原因に基づく不正確性を理由としてエビデンスの質のグレードを既に下げていたため、バイアスのリスクを理由としてグレードを下げなかった。
[24] 1 試験では、呼吸機能の改善が、FEV_1 の 25% 以上の上昇と規定されていた。ただし、この値が FEV_1 の上昇と %FEV_1 の上昇のどちらを指しているかは不明である。もう 1 つの試験では、呼吸機能の改善が、5 つの呼吸機能検査のうち 1 つにおける 25% 以上の上昇と規定されていた。ただし、上昇が認められた検査が特定されていなかった。また、個々の検査が個別に報告されていなかった。なお、5 つの呼吸機能検査とは、FEV_1、努力肺活量、最大中間呼気流量、ピークフロー値、一酸化炭素肺拡散能力であった。
[25] 大幅な改善が認められた患者または差が認められなかった患者が結果から除外されていない。しかし、1 試験では患者の 13% が追跡不能であった。対照群で追跡不能であった 4 名の患者すべておよび治療群で追跡不能であった 3 名のうち 1 名のみで改善が認められるという、考えられる最悪のシナリオでは、大幅な改善または低下が認められた患者が除外されていない RR: 1.16（95% CI: 0.64～2.11）となる。

補足資料

日付：2012 年 7 月 17 日
質問：アレルギー性気管支肺アスペルギルス症を伴わない真菌感作重症喘息患者においては、抗真菌薬を使用しない治療よりも、抗真菌薬を使用する治療を行うべきか？

質の評価						
試験数	デザイン	バイアスのリスク	非一貫性	非直接性	不正確さ	その他の考慮事項
QOL （フォローアップ 8 カ月。評価対象：喘息に関する QOL 質問票（AQLQ）のスコアの 0.5 ポイント超の改善）						
1	無作為化試験	非常に重大[1]	重大な非一貫性なし	重大な非直接性なし	重大[2]	なし
QOL［ベースラインからの変化］ （フォローアップ 8 カ月。評価対象：喘息に関する QOL 質問票（AQLQ）。スコアの範囲：1〜7。値が低いほど良好）						
1	無作為化試験	非常に重大[1]	重大な非一貫性なし	重大な非直接性なし	重大[2]	なし
経口ステロイド薬の 1 日量 - 報告なし						
0	-	-	-	-	-	-
有害作用（重篤）[4]（フォローアップ 8 カ月）						
1	無作為化試験	非常に重大[1]	重大な非一貫性なし	重大な非直接性なし	重大[5]	なし
有害作用（すべて）（フォローアップ 8 カ月）						
1	無作為化試験	非常に重大[1]	重大な非一貫性なし	重大な非直接性なし[6]	重大[2]	なし
喘息コントロール - 未評価						
-	-	-	-	-	-	-
喘息の増悪または呼吸困難の悪化（フォローアップ 8 カ月）						
1	無作為化試験	重大なバイアスのリスクなし	重大な非一貫性なし	重大な非直接性なし[7]	非常に重大[8]	なし
学校の欠席や欠勤 - 未評価						
0	-	-	-	-	-	-
喘息による救急科の受診または予定外の受診 - 未評価						
0	-	-	-	-	-	-
喘息による入院（フォローアップ 8 カ月）						
1	無作為化試験	非常に重大[1]	重大な非一貫性なし	重大な非直接性なし	重大[8]	なし
胸部感染（フォローアップ 8 カ月）						
1	無作為化試験	非常に重大[1]	重大な非一貫性なし	重大[10]	重大[8]	なし
%FEV$_1$（フォローアップ 8 カ月。値が高いほど良好）						
1	無作為化試験	非常に重大[1]	重大な非一貫性なし[11]	重大な非直接性なし	重大[5]	なし
朝の PEF（フォローアップ 8 カ月。評価対象：ベースラインからの変化量（L/分単位）。値が高いほど良好）						
1	無作為化試験	重大なバイアスのリスクなし	重大な非一貫性なし[11]	重大な非直接性なし	重大[2]	なし
医療機関の利用（費用、利用可能性など）- 未評価						
0	-	-	-	-	-	-

MD；平均差、RR；相対リスク

[1] 4 週目および 8 カ月目の結果が報告されていたが、示されている数値がどちらの期間に得られた結果であるかが不明である。4 週目で患者の 7%、8 カ月目で患者の 29% が追跡不能であった。そのほとんどが治療群の患者であった。治療意図解析によって得られた結果とプロトコールに準じて実施した解析から得られた結果の区別が不明である。73 名の適格例および 108 名の参加予定患者のうち登録された患者が 58 名のみであった理由が不明である。
[2] 大幅な改善が認められた患者または差が認められなかった患者が結果から除外されていない。
[3] 論文中のデータに基づいて患者総数を推定したが、報告に一貫性がないため、実際の分析対象患者数に不明確な部分がある。
[4] 両群ともにイベントが認められなかった。
[5] 56 名の患者のみが登録されていた。

参考文献: Denning DW et al. Randomized controlled trial of oral antifungal treatment for severe asthma with fungal sensitization: The fungal asthma sensitization trial (FAST) study. American Journal of Respiratory & Critical Care Medicine 2009;179:11-18.

患者数		効果（95% CI）		質	重要度
抗真菌薬使用	抗真菌薬不使用	相対値	絶対値		
14/26 (53.8%) [3]	9/28 (32.1%) [3]	RR 1.68 (0.88～3.19)	100 あたり 22 多い (4 少ない～70 多い)	●○○○ 非常に低	重大
26 [3]	28 [3]	-	MD 0.86 高い (0.15～1.57 高い)	●○○○ 非常に低	重大
-	-	-	-	-	重大
0/26 (0%)	0/28 (0%)	プールされていない [4]	プールされていない [4]	●○○○ 非常に低	重大
6/26 (23.1%)	2/28 (7.1%)	RR 3.23 (0.71～14.61)	100 あたり 16 多い (2 少ない～97 多い)	●○○○ 非常に低	重要
-	-	-	-	-	重要
8/26 (30.8%)	8/28 (28.6%)	RR 1.08 (0.47～2.45) [9]	100 あたり 2 多い (15 少ない～41 多い)	●●○○ 低	重要
-	-	-	-	-	重要
2/26 (7.7%)	2/28 (7.1%)	RR 1.08 (0.16～7.1)	100 あたり 1 多い (6 少ない～44 多い)	●○○○ 非常に低	重要
4/26 (15.4%)	4/28 (14.3%)	RR 1.08 (0.3～3.87)	100 あたり 1 多い (10 少ない～41 多い)	●○○○ 非常に低	重要
26	28	-	MD 3.79 低い (10.67 低い～3.09 高い)	●○○○ 非常に低	重要
26	28	-	MD 26.3 高い (2.63～49.97 高い)	●●●○ 中	重要
-	-	-	-	-	重要

[6] 悪心、浮腫、息切れ、関節痛、筋力低下、クッシング様症状。
[7] 増悪が定義されていなかったが、患者にとって重要であるとみなした。
[8] 大幅な改善または低下が認められた患者が結果から除外されていない。
[9] この他に、増悪が評価されていた試験が 2 試験（Curie 1990、Wark 2003）あったが、両群の増悪数の中央値のみが報告されていた。Curie らの試験では、増悪の中央値は治療群で 4.5（範囲 1～10）、プラセボ群で 5（1～13）であった。Wark らの試験では、増悪の中央値は治療群で 0、プラセボ群で 1.5 であった。
[10] 「胸部感染」の定義について報告されていない。
[11] FEV_1 の変化量と朝の PEF の変化量との一貫性が認められなかった。

日付：2013 年 6 月 18 日
質問：重症喘息患者において、気管支温熱療法の偽手術の実施または通常の診療のみよりも、気管支温熱療法術を行うべきか？

試験数	デザイン	バイアスのリスク	非一貫性	非直接性	不正確性	その他の考慮事項
\multicolumn{7}{l}{質の評価}

試験数	デザイン	バイアスのリスク	非一貫性	非直接性	不正確性	その他の考慮事項
\multicolumn{7}{l}{QOL（フォローアップ 12 カ月。評価対象：喘息に関する QOL 質問票（AQLQ）。スコアの範囲：1～7。値が高いほど良好）}
3	無作為化試験	重大[1]	重大な非一貫性なし	重大[2]	重大[3]	なし
\multicolumn{7}{l}{QOL（AQLQ における 0.5 超の改善）（フォローアップ 12 カ月。評価対象：AQLQ で 0.5 ポイント超の改善がみられた患者数）}
1	無作為化試験	重大なバイアスのリスクなし	重大な非一貫性なし	重大[2]	重大[3]	なし
\multicolumn{7}{l}{喘息コントロール（フォローアップ 12 カ月。評価対象：喘息コントロール質問票（ACQ）。スコアの範囲：0～6。値が低いほど良好）}
3	無作為化試験	重大[1]	重大な非一貫性なし[4]	重大[2]	重大[3]	なし
\multicolumn{7}{l}{日中症状がなかった日数（フォローアップ 12 カ月。測定単位：割合（%）。スコアの範囲：0～100。値が高いほど良好）}
2	無作為化試験	重大[5]	重大な非一貫性なし	重大[2]	重大	なし
\multicolumn{7}{l}{気管支拡張薬のレスキュー使用（フォローアップ 12 カ月。評価単位：パフ／週。値が低いほど良好）}
3	無作為化試験	重大[1]	重大[6]	重大[2]	重大[3]	なし
\multicolumn{7}{l}{全身性ステロイド薬の必要性（フォローアップ 12 カ月）[7]}
1	無作為化試験	重大[8]	重大な非一貫性なし	重大[2]	非常に重大[9]	なし
\multicolumn{7}{l}{全身性ステロイド薬の投与量（フォローアップ 12 カ月。評価対象：1 日量の減少率。スコアの範囲：0～100。値が低いほど良好）}
1	無作為化試験	重大[8]	重大な非一貫性なし	重大[2]	重大[3]	なし
\multicolumn{7}{l}{死亡（フォローアップ 12 カ月）}
3	無作為化試験	重大[1]	重大な非一貫性なし	重大[2,13]	重大な不正確性なし[14]	なし
\multicolumn{7}{l}{入院（フォローアップ 12 カ月）[15]}
3	無作為化試験	重大[1]	重大な非一貫性なし	重大[2]	重大な不正確性なし	なし
\multicolumn{7}{l}{ICU への入院（フォローアップ 12 カ月）}
2	無作為化試験	重大[16]	重大な非一貫性なし	重大[2]	重大[8]	なし
\multicolumn{7}{l}{挿管および／または人工呼吸（フォローアップ 12 カ月）}
2	無作為化試験	重大[16]	重大な非一貫性なし	重大[2]	重大な不正確性なし[14,19]	なし
\multicolumn{7}{l}{学校の欠席日数または欠勤日数（フォローアップ 12 カ月。値が低いほど良好）}
1	無作為化試験	重大なバイアスのリスクなし	重大な非一貫性なし	重大[2]	重大な不正確性なし	なし
\multicolumn{7}{l}{すべての有害作用 - 報告なし}
0	-	-	-	-	-	-
\multicolumn{7}{l}{すべての重大な有害作用 - 報告なし}
0	-	-	-	-	-	-
\multicolumn{7}{l}{治療初期段階における、呼吸器に関するあらゆる有害作用（フォローアップ 6 週）}
1	無作為化試験	重大なバイアスのリスクなし	重大な非一貫性なし	重大[2,21]	重大[22]	なし
\multicolumn{7}{l}{フォローアップ中の呼吸器に関するあらゆる有害作用（フォローアップ 6 週～12 カ月）}
1	無作為化試験	重大なバイアスのリスクなし	重大な非一貫性なし	重大[2,21]	重大[3]	なし
\multicolumn{7}{l}{呼吸器に関するあらゆる有害作用の割合（治療段階）（フォローアップ 6 週）}
2	無作為化試験	重大[23]	重大な非一貫性なし	重大[2]	重大な不正確性なし[24]	なし
\multicolumn{7}{l}{呼吸器に関する軽度の有害作用の割合（治療段階）（フォローアップ 6 週）}
2	無作為化試験	重大[23]	重大な非一貫性なし	重大[2,26]	重大な不正確性なし[24]	なし
\multicolumn{7}{l}{呼吸器に関する中等度の有害作用の割合（治療段階）（フォローアップ 6 週）}
2	無作為化試験	重大[23]	重大な非一貫性なし	重大[2,26]	重大な不正確性なし[24]	なし
\multicolumn{7}{l}{呼吸器に関する重度の有害作用の割合（治療段階）（フォローアップ 6 週）}
2	無作為化試験	重大[23]	重大な非一貫性なし	重大[2,26]	重大な不正確性なし[27]	なし
\multicolumn{7}{l}{医療機関の利用（費用）- 未評価}
0	-	-	-	-	-	-
\multicolumn{7}{l}{気管支拡張薬投与前 FEV_1（評価対象：$\%FEV_1$。値が高いほど良好）}
3	無作為化試験	重大[1]	重大な非一貫性なし	重大[2]	重大な不正確性なし	なし
\multicolumn{7}{l}{朝の PEF [L／分]（フォローアップ 12 カ月。値が高いほど良好）}
2	無作為化試験	重大[28]	重大な非一貫性なし	重大[2]	重大な不正確性なし	なし

補足資料3

設定：三次医療病院
参考文献：Castro 2010、Cox 2007 (Thomson 2011)、Pavord 2007

患者数		効果		質	重要度
気管支温熱療法	気管支温熱療法の偽手術または通常の診療のみ	相対値 (95% CI)	絶対値 (95% CI)		
254	161	-	MD 0.53 ポイント高い (0.05～1.02 高い)	●○○○ 非常に低	重大
150/190 (78.9%)	63/98 (64.3%)	RR 1.23 (1.04～1.45)	1000 あたり 148 多い (26 多い～289 多い)	●●○○ 低	重大
254	161	-	MD 0.18 低い (0.36 低い～0.01 高い)	●○○○ 非常に低	重大
239	144	-	MD 7.59 高い (4.72 低い～19.9 高い)	●○○○ 非常に低	重大
254	161	-	MD 4.19 低い (11.51 低い～3.13 高い)	●○○○ 非常に低	重要
4/15 (26.7%)	6/17 (35.3%)	RR 0.76 (0.26～2.18)[10]	1000 あたり 85 少ない (261 少ない～416 多い)	●○○○ 非常に低	重大
-	2%[11]		1000 あたり 5 少ない (15 少ない～24 多い)		
15	17	-	MD 37.3 低い (7.26～67.34 低い)[12]	●○○○ 非常に低	重大
0/260 (0%)	0/169 (0%)	コメントを参照	1000 あたり 0 少ない (17 少ない～17 多い)	●●○○ 低	重要
40/260 (15.4%)[15]	14/169 (8.3%)[15]	RR 2.27 (1.31～3.94)	1000 あたり 105 多い (26 多い～244 多い)	●●○○ 低	重大
0/205 (0%)	1/115 (0.87%)	RR 0.38 (0.02～8.57)[17]	1000 あたり 6 少ない (29 少ない～16 多い)[18]	●○○○ 非常に低	重大
0/205 (0%)	0/115 (0%)	-	1000 あたり 0 少ない (19 少ない～19 多い)[18]	●●○○ 低	重大
190	98	-	MD 2.6 低い (2.91～2.29 低い)[20]	●●●○ 中	重要
-	-	-	-	-	重大
-	-	-	-	-	重大
162/190 (85.3%)	74/98 (75.5%)	RR 1.13 (0.99～1.28)	1000 あたり 98 多い (8 少ない～211 多い)	●●○○ 低	重大
133/190 (70%)	78/98 (79.6%)	RR 0.88 (0.77～1.01)	1000 あたり 96 少ない (183 少ない～8 多い)	●●○○ 低	重大
543/70	163/71	率比 3.26 (2.36～4.5)[25]	6 週間あたりの割合の差は 1 患者あたり 5.49 (4.75～6.22)[25]	●●○○ 低	重大
347/70	101/71	率比 3.36 (2.46～4.58)	6 週間あたりの割合の差は 1 患者あたり 3.42 (2.53～4.31)	●●○○ 低	重要
170/70	59/71	率比 2.93 (1.99～4.34)	6 週間あたりの割合の差は 1 患者あたり 1.59 (1.11～2.06)	●●○○ 低	重大
26/70	3/71	RR 8.98 (2.71～29.80)	6 週間あたりの割合の差は 1 患者あたり 0.43 (-0.12～0.98)	●●○○ 低	重大
-	-	-	-	-	重大
254	161	-	MD 0.65 高い (4.02 低い～5.32 高い)	●●○○ 低	重要
239	144	-	MD 4.49 高い (18.45 低い～27.44 高い)	●●○○ 低	重要

MD；平均差、RR；相対リスク

[1] 2試験において、割り付けの秘匿について不明であった。また、2試験は盲検化されていなかった。無作為化された患者の3〜15%が分析に含まれていなかった。
[2] 試験に参加した多くの患者が軽症喘息であった。
[3] 気管支温熱療法による大幅な改善が認められた患者または効果が認められなかった患者が結果から除外されていない。
[4] 1つの小規模試験では、温熱療法群の優位性を示す大きな効果が認められたが、併合推定値にはほとんど影響しなかった。
[5] 1試験において、割り付けの秘匿について不明であった。また、1試験は盲検化されておらず、無作為化された患者の15%が分析に含まれていなかった。もう1つの試験ではこのアウトカムが測定されていたが、結果が報告されていなかった。
[6] バイアスのリスクが高い1つの小規模試験において、他の2試験よりも大きな効果が認められていた。この試験をプールされた効果から除外すると、残りの2試験におけるMDが－0.72パフ/週（95% CI: -3.72〜2.28）となる。
[7] この他に、無作為化によって温熱療法群に割り付けられた患者の73%と、通常の診療群に割り付けられた患者の38%の3年間のフォローアップ後の結果が報告されていた試験が1試験（AIR, Thomson 2011）あった。観察2年目の期間において経口ステロイド薬のパルス療法を受けた、1年あたりの100患者あたりの率は、通常の診療群で52、温熱療法群で33であった。
[8] 結果の併合可能な状態でこのアウトカムが報告されていた試験は1試験のみであった。1試験では結果が報告されていなかった。別の試験では、実験群の患者数のみが次のように報告されていた。「温熱療法群の7名の患者については、喘息の維持療法の一環として経口ステロイド薬の連日投与を受けている状態で試験を開始した。温熱療法後2年目の評価では、連日投与されている経口ステロイド薬の用量について、3名の患者に変化がなく、1名の患者に減少が認められた。また、2名の患者の経口ステロイド薬は中止され、1名の患者の用量が増加していた。3名の患者については、以前に経口ステロイド薬の連日投与を受けていなかったが、喘息の維持療法として経口ステロイド薬の投与を開始していた」
[9] イベントはほとんど認められていなかった。気管支温熱療法による大幅な改善または大幅な低下が認められた患者が結果から除外されていない。
[10] このアウトカムが測定されていた別の試験では、次のように報告されていた。「温熱療法群の7名の患者については、喘息の維持療法の一環として経口ステロイド薬の連日投与を受けている状態で試験を開始した。温熱療法後2年目の評価では、連日投与されている経口ステロイド薬の用量について、3名の患者に変化がなく、1名の患者に減少が認められた。また、2名の患者の経口ステロイド薬は中止され、1名の患者の用量が増加していた。3名の患者については、以前に経口ステロイド薬の連日投与を受けていなかったが、喘息の維持療法として経口ステロイド薬の投与を開始していた」
[11] 両群の288名の患者中8名の患者がベースライン時に経口ステロイド薬を必要としていた1試験に基づいて、ベースラインリスクを2%と想定した。
[12] 対照群の経口ステロイド薬の1日量の平均減少率は26.2%であった。
[13] 長期的効果については不確かな部分がある。
[14] 死亡率における約2%の上昇または2%の低下という絶対差については、結果から除外されていない。バイアスのリスクを理由としてグレードを既に下げていたため、不正確性を理由としてグレードを下げなかった。
[15] この他に、無作為化によって温熱療法群に割り付けられた患者の73%と、通常の診療群に割り付けられた患者の38%の3年間のフォローアップ後の結果が報告されていた試験が1試験（AIR, Thomson 2011）あった。観察2年目の期間において入院を必要とした患者数（割合）は、通常の診療群の21中1名（5%）に対し、温熱療法群では43名中3名（7%）であった。
[16] 2試験において、割り付けの秘匿が不明であった。また、1試験は無作為化されていなかった。1試験では、このアウトカムが報告されていなかった。
[17] 対照群で1イベントが認められた1試験に基づく。
[18] 両試験のリスク差に関するメタアナリシスに基づく。
[19] 挿管および／または人工呼吸の必要性における約2%の上昇または2%の低下という絶対差については、結果から除外されていない。バイアスのリスクを理由としてグレードを既に下げていたため、不正確性を理由としてグレードを下げなかった。
[20] 対照群における、学校の欠席日数または欠勤日数の平均は3.9である。
[21] 試験では、対照群に対して偽手術が行われていた。これに伴い、対照群の各患者に3回以上の気管支鏡検査が行われていたため、これに関連する有害作用の数が増加していた可能性があった。気管支鏡検査は、推奨事項である気管支温熱療法の対象集団では行われなかったと思われる。
[22] 気管支温熱療法による大幅な改善が認められた患者または効果が認められなかった患者が結果から除外されていない。
[23] 両試験は盲検化されていなかった。また、1試験では患者の15%が分析から除外されていた。
[24] バイアスのリスクを理由としてエビデンスの質のグレードを既に下げていたため、不正確性を理由としてグレードを下げなかった。ただし、患者数は141名のみであった。
[25] この他に、無作為化によって温熱療法群に割り付けられた患者の73%と、通常の診療群に割り付けられた患者の38%の3年間のフォローアップ後の結果が報告されていた試験が1試験（AIR, Thomson 2011）あった。観察2年目の期間において呼吸器に関する有害作用が1件以上認められた患者数（割合）は、通常の診療群の21名中12名（57%）に対し、温熱療法群では43名中24名（56%）であった。
[26] 有害作用の軽度、中等度、重度の分類に関して、不確かな部分がある。
[27] 141名の患者において認められたイベントは29のみであったが、結果はロバストであると思われる。結果が統計的に有意でないと判断するには、各試験の対照群のイベント数が6多くなる（全体で12イベント）ことが必要となる。
[28] 1試験において、割り付けの秘匿が不明であった。1試験は無作為化されていなかった。また、無作為化された患者の3〜15%が分析に含まれていなかった。1試験ではこのアウトカムが測定されていたが、報告されていなかった。

補足資料

重症喘息 −定義、評価、治療に関する
ERS/ATS ガイドライン 日本語版−

定価　本体 3,000 円（税別）

2014 年 5 月 9 日	初版第 1 刷発行
2014 年 6 月 12 日	初版第 2 刷発行
2014 年 9 月 4 日	初版第 3 刷発行

日本語版監修　一ノ瀬 正和
発　行　者　　松岡　光明
発　行　所　　株式会社メディカルレビュー社
　　　　　　　〒 113-0034 東京都文京区湯島 3-19-11
　　　　　　　TEL/03-3835-3041（代）

　　　　　　　デジタル編集企画部　（鍛代 金雄）
　　　　　　　TEL/03-3835-3083
　　　　　　　E-mail/ meditor-1@m-review.co.jp

　　　　　　　販売部
　　　　　　　〒 113-0034 東京都文京区湯島 3-19-11
　　　　　　　TEL/03-3835-3049　FAX/03-3835-3075
　　　　　　　E-mail/ sale@m-review.co.jp

　　　　　　　〒 541-0046 大阪府大阪市中央区平野町 3-2-8 淀屋橋 MI ビル
　　　　　　　TEL/06-6223-1468（代）FAX/06-6223-1245
　　　　　　　http:// www.m-review.co.jp

印刷・製本／株式会社ディグ
用紙／株式会社大泉紙業
本書に掲載された著作物の複写・複製・転載・翻訳・データベースへの取り込み、および送信（送信可能化権を含む）・上映・譲渡に関する許諾権は欧州呼吸器学会が保有しています。

Copyright Ⓒ ERS 2014
ISBN 978-4-7792-1291-8 C3047 ￥3000E

Disclaimer Acknowledgement Wording: "Translated and reproduced with permission of the European Respiratory Society. Eur Respir J February 2014 43:343-373; published ahead of print December 12, 2013, doi:10.1183/09031936.00202013. This translation has not been reviewed by European Respiratory Society prior to publication; therefore the European Respiratory Society may not be responsible for any errors, omissions or inaccuracies, or for any consequences arising there from, in the translated content."

Copyright remains with European Respiratory Society©. These publications are copyrighted material and must not be copied, reproduced, transferred, distributed, leased, licensed, placed in a storage retrieval system or publicly performed or used　in any way except as specifically permitted in writing by the publishers（European Respiratory Society）, as allowed under the terms and conditions of which it was purchased or as strictly permitted by applicable copyright law. Any unauthorized distribution or use of this text may be a direct infringement of the publisher's rights and those responsible may be liable in law accordingly.

免責事項同意の文言：「欧州呼吸器学会の許諾を得た上で翻訳、複製した。The European Respiratory Journal February 2014 43:343-373、発表に先立ち 2013 年 12 月 12 日に公開、doi:10.1183/09031936.00202013。日本語翻訳は出版前に欧州呼吸器学会によるレビューを受けていない。したがって、欧州呼吸器学会は、日本語版におけるいかなる誤訳、省略、または意味の取り違え、あるいはそれらが招くいかなる結果についても責任を負わない」

著作権は欧州呼吸器学会©に帰属する。これらの出版物は著作権で保護されている資料であり、発行者（欧州呼吸器学会）の書面による特別な許諾なく、無断複写、複製、転載、配布、貸与、使用許諾、検索システムへの保存、公開、使用はいかなる手段においても禁止されている。ただし、定められた諸条件、購入された場合、もしくは著作権法によって認められている場合を除く。当文書を許可なく配布、使用することは、発行者の権利に対する直接的な侵害とみなされ、その責任者は法的責任を免れない。